인중무태극권
이야기

인중무태극권 이야기

발행일	2021년 3월 23일

지은이	인중무		
펴낸이	손형국		
펴낸곳	(주)북랩		
편집인	선일영	편집	정두철, 윤성아, 배진용, 김현아, 이예지
디자인	이현수, 김민하, 한수희, 김윤주, 허지혜	제작	박기성, 황동현, 구성우, 권태련
마케팅	김회란, 박진관		
출판등록	2004. 12. 1(제2012-000051호)		
주소	서울특별시 금천구 가산디지털 1로 168, 우림라이온스밸리 B동 B113~114호, C동 B101호		
홈페이지	www.book.co.kr		
전화번호	(02)2026-5777	팩스	(02)2026-5747

ISBN	979-11-6539-665-7 03510 (종이책)	979-11-6539-666-4 05510 (전자책)	

인중무태극권 이야기

단전내전법(丹田內轉法)

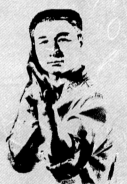

인중무 지음

十三勢行功心解

以心行氣，務令沉著，乃能收斂入骨。以氣運身，務令順遂，乃能便利從心。精神能提得起，則無遲重之虞，所謂頂頭懸也。）
意氣須換得靈，乃有圓活之趣，所謂變動虛實也。也。）發勁須沉著鬆淨，專主一方，立身須中正安舒，支撐八面，行氣如九曲珠，無往不利。

運勁如百煉鋼，何堅不形如搏兔之鵠，神如捕鼠之貓。靜如山岳，動如江河。蓄勁如開弓，發勁如放箭，曲中求直，蓄而後發，力由脊發，步隨身換，收卽是放，放卽是收，斷而復連。

往復須有摺疊，進退須有轉換。極柔軟，然後極堅剛，能呼吸，然後能靈活。氣以直養而無害，勁以曲蓄而有餘。心爲令，氣爲旗，腰爲纛，先求開展，後求緊湊，乃可臻於縝密矣。又曰。先在心，後在身，腹鬆淨，氣斂入骨，神舒體靜，刻刻在心。切記一動無有不動，一靜無有不靜。

牽動往來氣貼背，而斂入骨骨。內固精神，外示安逸。邁步如貓行，運勁如抽絲。全身意在精神，不在氣，在氣則滯。有氣則無力，無氣則純剛。氣如車輪，腰如車軸。

태극권 수련이 자연치유력을 높인다!

"태극권, 미국 의사협회에서 그 효과를 인정받아 대체의학으로 지정(2003)"

북랩 book Lab

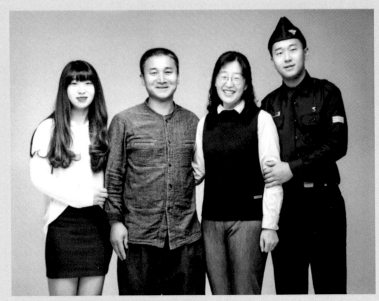

인중무(강대영) 가족(家族)

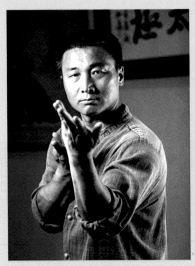

인중무(강대영)

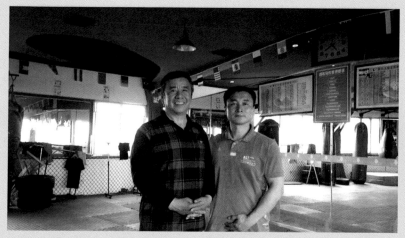

진식태극권 19대 전수자 장련은노사 / 강대영

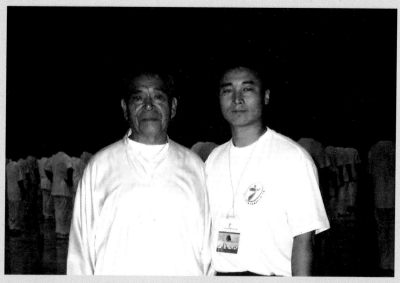

진가태극권 18대 전수자 풍지강노사 / 강대영

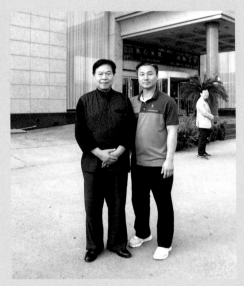

홍파태극권장문인 이은구노사 / 강대영

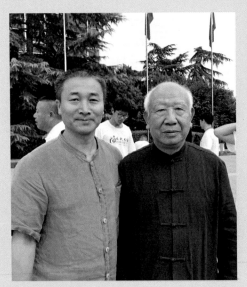

강대영 / 홍파태극권 2대 전수자 왕덕우노사

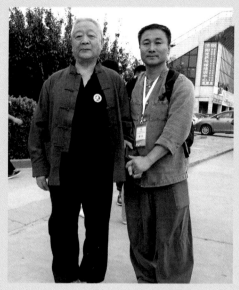

홍파태극권 2대 전수자 왕대우노사 / 강대영

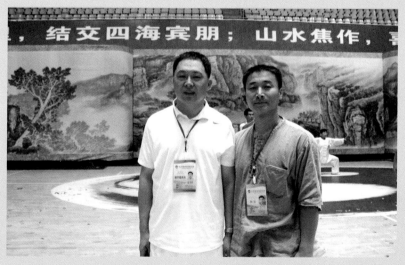

북경체대 황강휘 교수(홍파 2대 전수자) / 강대영

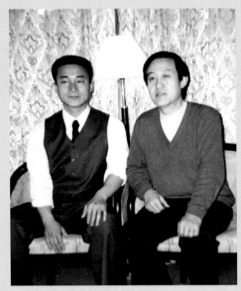

강대영 / 진가태극권 19대 진정뢰노사

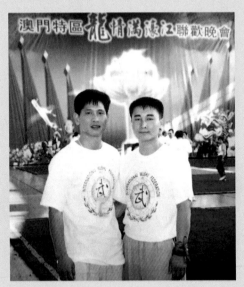

황건강교련 / 강대영(마카오 국제심판교육)

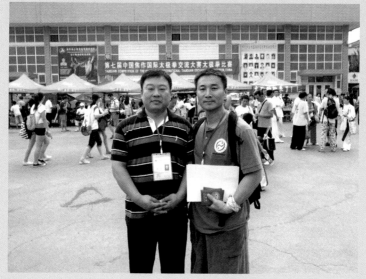

진가태극권 20대 전수자 장동무노사 / 강대영

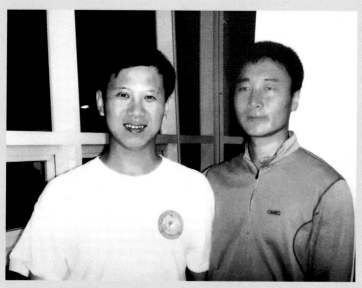

양가태극권 5대 전수자 양군노사 / 강대영

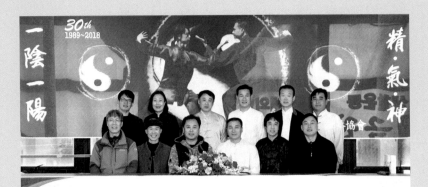

윗줄 왼쪽부터 정원일, 최윤희, 오창기, 김동균, 이대건, 이현종
아랫줄 왼쪽부터 진성곤, 김용제, 이주헌, 강대영, 양성찬, 이정봉

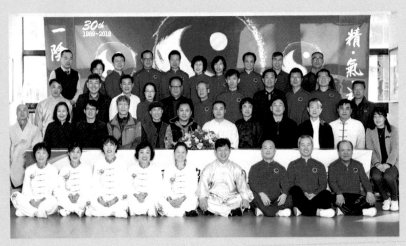

인중무태극권 30주년 기념 단체사진

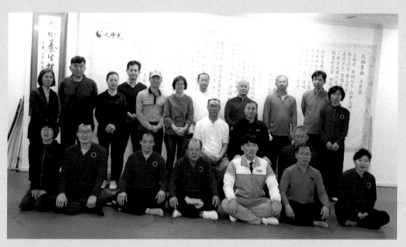

인중무태극권 사범 정경희, 정채현, 강대영, 한승철, 박정훈, 이유진

한웅재 선생님과 함께하는 인중무 소리명상

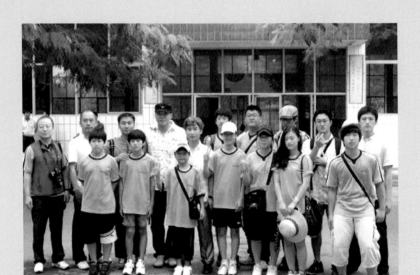

진가구 왕점군노사와 이주원, 강대영, 왕점군, 김용제, 오한영, 백상헌

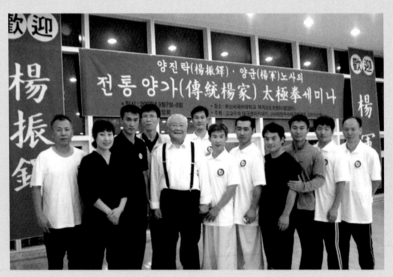

양가태극권 4대 전수자 양진탁노사(양징보子)와 함께

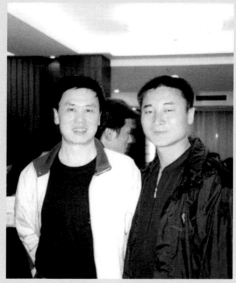

오식태극권 5대 전수자 서위군노사 / 강대영

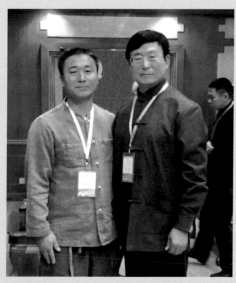

강대영 / 양가태극권 5대 전수자 최중삼노사

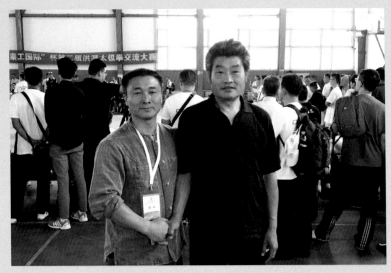

강대영 / 진식실용태극권 전수자 류승동노사

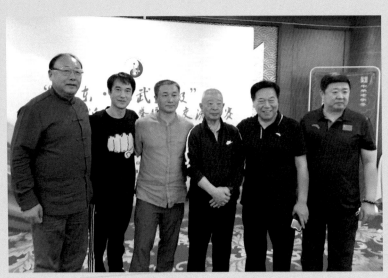

양성찬박사, 강대영저자, 오빈노사, 이은구노사

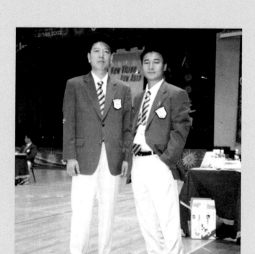

2002년 부산아시안게임 국제심판참가 박익조/강대영

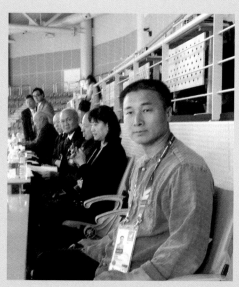

2014년 인천아시안게임 VIP 임원참가/
대한우슈협회이사

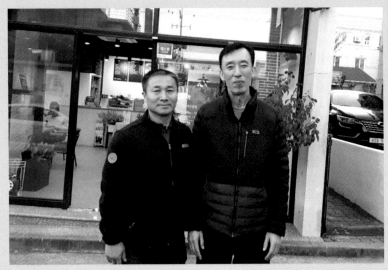

강대영 / 천진태극권 박재홍선생님

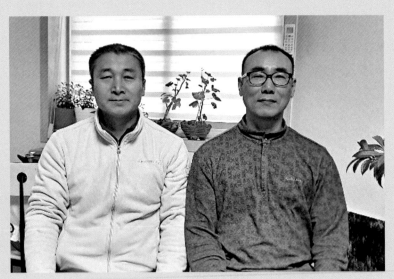

강대영 / 한웅재선생님

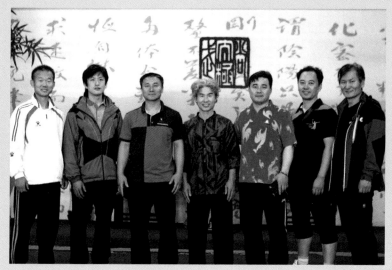

중국산동제남 홍파태극권 전수관

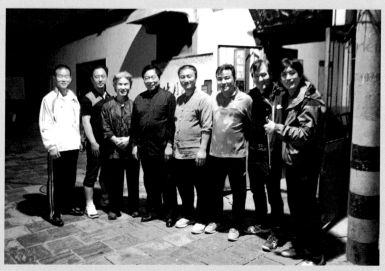

왼쪽부터 이대건, 이주원, 김용제, 이은구, 강대영, 이현종, 김신동, 백상헌
중국산동성 제남 이은구장문과 함께

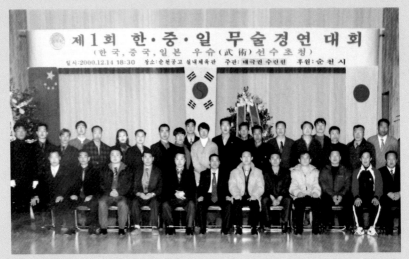

진가태극권 진정뢰노사, 장동무노사, 류용노사
(순천 인중무초청 태극권공연)

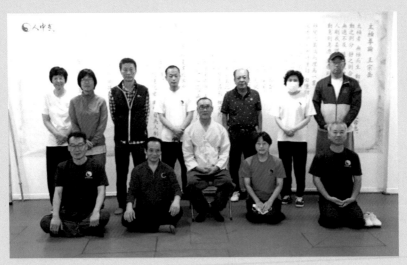

한웅재 선생님과 함께하는 인중무태극권 소리명상

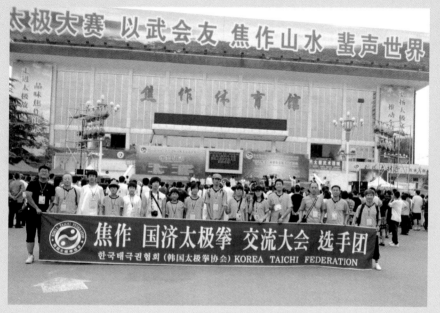

제6회 초작국제태극권대회(한국태극권협회)

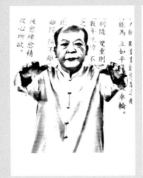

정채현 사범

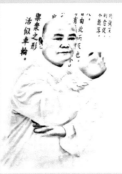

한승철 사범

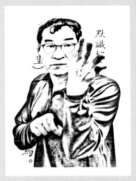

박정훈 사범

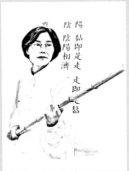

정경희 사범

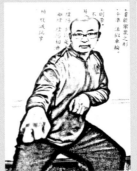

김형민 도반

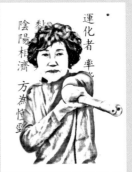

나순자 도반

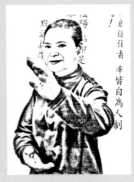

정연심 도반

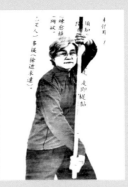

문세란 도반

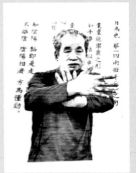

김영현 도반

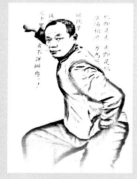

박형남 도반

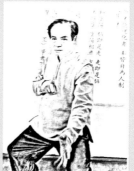

이용선 도반

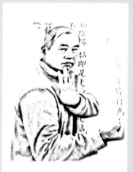

차인환 도반

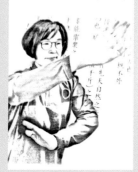

남현순 도반

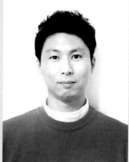

김선욱 관장

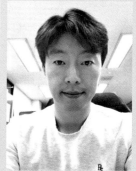

김상덕 도반

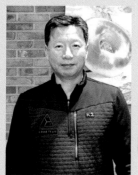

양종현 도반

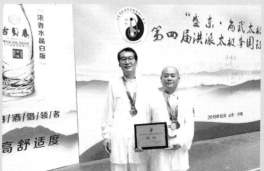

진식홍파태극권대회 박정훈, 한승철 사범

추천사

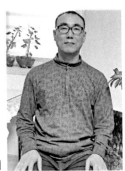

인중무태극권협회 명예회장 한웅재

 강대영 회장과 오래전 쿵푸의 인연으로 처음 만나 서로 다른 무술의 길을 걸으며 오랜 세월 함께 지나온 시간을 회고해 보자니 무술이란 두 글자가 내 자신의 젊은 시절 품었던 세상을 향한 욕망, 야망과 함께 꿈틀거리며 무술연마를 통해 야망을 성취해보고자 했던 그 시절을 떠올려보게 된다.

 그 때부터 이제 사십여 년을 훌쩍 뛰어넘어 강대영 회장이 그간 태극권을 지도하고 개인적으로 수련을 해오면서 태극권에 대한 심고의 글들을 한 권의 책으로 발간한다 하니 마음 깊은 곳에서부터 우러나오는 기쁜 축사와 격려의 말들을 이 자리를 빌어 전하여 책을 발간하는 기쁨에 더하고 싶다.

강대영 회장을 처음 쿵푸를 지도했던 잠깐의 인연으로 만난 지 44년, 강대영 회장이 태극권 도장을 개장하여 지도한 지는 33년째, 태극권을 지도하며, 수행하며, 수련자로서 그리고 수행자로서 태극권과 함께해 온 강대영 회장의 수련기가 한 권의 책으로 타인에게 읽히기까지의 과정을 생각해보면 태극권을 통해 몸을 수행하고 생각을 다듬고 마음까지 깊이 따라가지 않는다면 이런 결과가 나오기는 어렵지 않았을까 하고 생각해본다.

혹 태극권을 수련하며 글로 남긴 책들도 있겠지만, 몸과 마음과 정신 수행을 태극권을 통해 이끌어낸 3법이 고루 갖추어진 결과라 생각하며 마음으로 깊은 축하를 드린다.

태극권은 궁극적으로 태극이 변화하여 처음 시작하는 자리, 그 음양의 이치에 따른 수련법이다. 몸도 음양, 생각도 음양, 마음도 음양, 이 모두가 치우치지 않도록 태극권 수련을 통해 우리 삶을 널리 이롭게 하는 이치를 담은 몸과 마음과 정신의 수련법인 것이다.

이러한 태극권을 수련하며 33년째 지도해 온 강대영 회장의 삶과 생각의 변화와 눈에 띄는 발전을 지켜보며 이제 이 한 권의 책으로 그 동안의 성숙과 발전을 널리 알리게 됨을 높이 평가하며 책의 출간을 반가이 고대해본다.

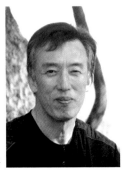

태극권 천진수련회 총교련 박재홍

祝賀
강 대영 관장 저서 출간

十三總勢 莫輕視
命意源頭 在腰隙

2020. 12. 28

태극권 천진수련회
총교련 박 재홍

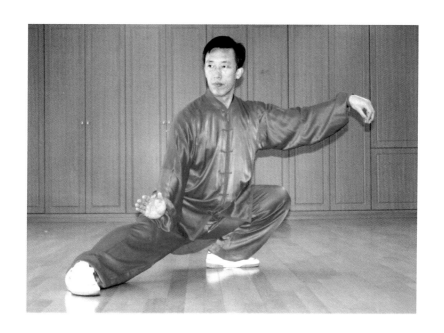

추천사

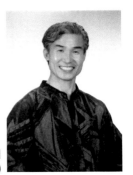

제4대 한국태극권협회장 김용제
(태극도반인 여해당)

떠오르는 아침에 태양은 세상을 밝게 비추어 주고, 지나가는 바람은 또 무언가 그의 빈자리에 자리합니다. 물은 어디에나 순응하며 고집하지 않음으로써 본연의 자기를 저버리지 않습니다.

이는 무언가를 맞이할 수 있는 무한한 받아들임의 수용과 아낌없는 허용의 자리 위에 우리네 세월이라는 인생의 그림도 여기에 수를 놓아가며 아지랑이와 같이 인생의 삶을 살아가진 않는지 되돌아봅니다.

동네 꼬마 녀석들 추운 줄도 모르고 뛰어놀던 저 들판의 한 꼬마가 다시 돌아와 거닐어보는 와중에도 보고 듣고 느끼고 알수 있는 소소한 삶을 다시금 누릴 수 있게 된 것이 새삼 감사로 다가옵니다.

누구나 삶에 대한 목표를 가지고 그에 대한 방편 또한 자유롭게 선택합니다. 그 선택에 인연으로 하여 지속되어 온 것이야말로 인연 중 인연이라 하지 않겠습니까?

여러 우여곡절에도 포기하지 않고 꾸준히 지속됨은 그 길에 추구하는 공부의 방향성이 명확하고 확고함으로 자명함이 있기 때문일 것입니다.

그것의 궁극은 심신 공부로 하여 삶의 질을 윤택하게 하는 유익한 소통으로 공감 속에서 증폭되는 본질의 공명으로 환희심을 일으키기도 합니다.

이는 하나의 태극 위에 다양함이 펼쳐지며 끊어지지 않는 하나의 융합으로, 개체에서 전체성으로 거듭 나아가는 근원의 태극 공부이기 때문입니다.

여기 해 뜨고 뜻한 바 없이 지지 않는 한 태극인이 그간의 삶을 살아오며 경험하고 체험한 실상의 공부를 길을 가는 도반과 후학의 공부인에게 나눌 수 있는 밝은 안내가 될 수 있는 도서를 세상에 내놓았습니다.

한결같은 마음으로 담은 체험의 공부가 길을 가는 공부인들에게 촉매의 역할로 유익한 교량에 연결이 될 것으로 믿어 의심치 않습니다. 나아가 지속적 수련으로 어떠한 흔들림에서도 초연한 근원에 안착한 그대로 변화에 직관하며 삶의 지표가 되는 데 큰 도움이 될 것으로 확신합니다.

끝으로 함께 공부해가는 도반인 김동균님, 이대건님, 오창기님, 이현종님, 진성곤님, 양성찬님 그리고 공부을 나눈 각 지역의 공부 지인님들을 대표하여 이 도서의 출간을 축하드리고 삶이 다하는 그날까지 지속적인 태극인의 합일로 대 평화와 걸림 없는 찬란한 영광이 함께하시길 소원합니다.

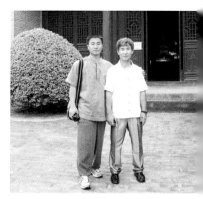

진가구 태극권 사당 후원

추천사

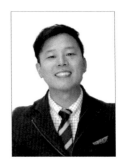

행복명상센터 원장 김영국
(명상학 박사, 국제공인 최면전문가)

　저자 강대영 관장님으로부터 『인중무태극권 이야기』를 출간한다는
소식을 듣고 기쁜 마음으로 추천의 글을 쓰게 되었다. 저자는 33년
오직 한길을 걸어온 태극권 장인으로서 평생을 제자 양성과 무술연
구에 매진하였다.

　태극권은 미국 하버드 의과대학에서도 "평생 할 만한 운동"으로 추
천하고 있으며, 미국 의사협회에 대체의학 2급으로 지정될 정도로 가
장 완벽한 심신치유 수행법이라 할 수 있다. 태극권이 건강에 좋다는
것은 과학적인 연구결과로 증명이 되었다. 특히 고혈압, 당뇨병, 관절
염, 파킨슨병, 심장병, 만성피로, 소화불량, 변비, 아토피, 피부질환,
요통, 골다공증, 뇌졸중, 불면증, 우울증, 불안장애 등에 효과가 좋은
것으로 밝혀졌다. 특히 현대인들에게 가장 중요한 것은 스트레스 관
리이다. 몸의 건강과 더불어 정신건강은 필수이다. 그래서 많은 이들
이 명상을 통해서 마음을 비우고 자신을 찾기 위한 마음 여행을 떠나
고 있다. 태극권은 단순 운동을 넘어서 움직이는 명상이자 부드러움의
미학이다.

　명상에서 가장 중요한 요소는 호흡이다. 태극권은 부드러운 호흡

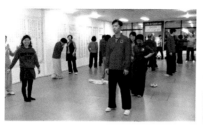
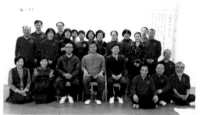

인중무태극권 최면명상 중 김영국 박사　　　　　　인중무태극권 최면명상

과 함께 동작 하나하나를 섬세하게 알아차리면서 음양의 이치를 깨 닫는 무술이다. 최면, 소리 명상, 기도, 요가, 바디스캔, 만트라 등과 같은 집중명상의 효과가 있다. 내 몸에 집중하면 몸의 우주를 볼 수 있다. 내 마음에 집중하면 마음의 우주를 볼 수 있다. 수행자는 항 상 자신의 몸과 마음을 알아차리고 호흡과 함께 들여다봐야 한다. 태극권은 명상을 잘 모르는 사람이나 좌선이 어려운 사람들도 쉽게 접근하고 배울 수 있는 가장 효율적인 운동 명상법이다.

　저자 강대영 관장님은 태극권 훈련뿐만 아니라 오랜 시간 명상수 행에도 매진하였으며, 그 결과 태극 명상의 새로운 길을 제시한 개척 자이다. 이 책은 단순한 이론서도 아니고 실기서도 아니다. 평생을 태극권 연구와 발전에 매진한 장인이 세상에 선보인 첫 추수(秋收)라 고 생각한다. 이 책은 10만 명 이상의 국내 태극권 동호인과 심신 건 강에 관심이 있는 사람들에게 아주 훌륭한 건강 지침서가 되리라 확 신한다.

　저자는 현재 전남 순천에서 태극권 도장을 운영하고 있으며, 제자 들과 함께 오늘도 행복한 땀을 흘리며 태극권 수행에 전념하고 있다. 다시 한 번 『인중무태극권 이야기』의 출간을 축하드리며 33년 외길 인생에 무한한 지지와 박수를 보낸다.

추천사

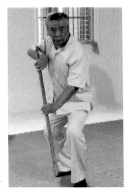

진식실용태극권 19대 전수자 장련은노사

2005年我接待了从韩国慕名而来的姜大荣先生。

得知他是韩国, 泰国太极拳协会名会长时, 意识到他是位太极拳拳法的传播者, 遂决定把太极拳拳法的统帅性动作(太极拳拳法基本功功法), 作为对他的施教重点。

在姜大荣先生多次来中国济南跟我习练：太极拳拳法的统帅性(太极拳拳法基本功功法)动作中, 我又意识到统帅性动作中的规矩, 是太极拳拳法灵魂般的重要性, 遂对他锱铢必较般的严苛要求。姜大荣先生也对我逢教必尊：不厌其烦的亦步亦趋地按照我的教案认真学练。甚至在我被邀到外地市执教时, 也追随到我被邀城市学练。

但愿姜大荣先生能把太极拳拳法本正源清的移植到地球的任何一隅, 并能做到踵事增华。

九五痴衡 / 張 聯恩

2005년 한국에서 명성을 듣고 찾아온 강대영 선생을 맞이하였다.

그가 한국태극권협회 회장이라는 것을 알았을 때, 그가 태극권을 전파하기 위한 사람이라는 것을 인식하고 결국 태극권의 통수성 동작을 결정하였고(태극권 기본공 공법), 그에게 가르치는 중점 동작으로 삼았다.

강대영 선생은 여러 번 중국 제남에 와서 나와 같이 수련을 하였고 태극권의 통수성(태극권 기본공 공법)동작 중, 나도 통수성 동작의 규칙이 태극권의 영혼과 같은 중요함을 깨달았고, 그에게 사소한 일에 따지는 것을 엄격히 관철하였다. 강대영 선생도 나의 가르침을 존경하였다. 귀찮아하거나 싫어하지 않고 내 교안에 따라 열심히 배우고 수련하였다. 심지어 내가 외부에 초청을 받아 다른 도시에서 수업이 있을 때도, 나를 따라와 다른 도시에서 배우고 수련을 하였다.

강대영 선생이 태극권의 근본과 정화를 지구 어느 곳을 가나 승화시킬 수 있었으면 한다.

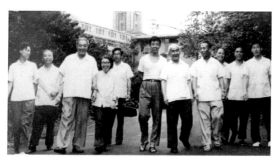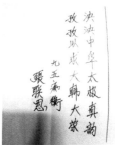

왼쪽부터 학여나, 이화증, 학가준, 손검운, 손보형, 장련은, 홍균생, 왕배생, 양진탁, 풍지강, 진소왕

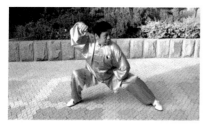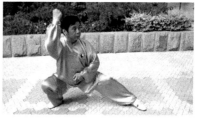

'기백이 넘치는 중화 태극의 풍토를 대한민국에 부지런히 일구는 대영이 되기를 바랍니다.' - 九五痴衡 張 聯恩

自書

 어느 마음이 일어나 운동을 시작하고 그 운동이 시간이 지나 사범이 되고 인연이 되어 지도자가 되었다.

 그리고 한 걸음 더 나아가 전국대회의 심판이 되고 중앙경기단체의 지도자를 교육할 수 있는 자리도 맡게 되고 중앙협회 이사, 국제심판도 역임하였다. 지역 무술 발전과 꿈을 위하여 도 협회의 전무이사가 되고 시·도 협회의 회장이 되었다.

 젊음을 바쳐 이런 경기체육에 몸을 담아서 나를 찾아 수많은 날을 보낼수록 나 자신이 기계의 소모품으로만 느껴지며 공허하기만 하였다.

 세월이 흘러 조금이라도 후회하지 않는 삶을 살려고 하면 과연 무엇이 있을까 생각해 보니 공부밖에 없었다.

 소모품이 아닌 본연의 나를 찾고자 태극권 공부를 하기 위하여 한국태극권협회를 창립하고 태극권 지도자와 교우하며 때로는 열정으로 중국무술학교와 태극권 선생님들을 찾아가며 보낸 시간들이 주마등처럼 지나간다.

 삶의 근원인 공부(功夫)와 행복을 이루기 위해서는 나 자신의 부족한 부분을 하나씩 고쳐 나아가면 언젠가는 조금 더 의미 있는 삶을 살지 않을까 생각하며 한 걸음, 한 걸음 걸어왔다.

진정 크고 위대한 스승은 저 먼 곳에 있는 것이 아니라 주위에 있는데 자기 마음의 눈이 밝지 않아 보지 못함을 이제야 안다.

태극권에 관심을 가지고 공부할 때 도움을 주신 천진 태극권 박재홍 선생님, 박익조 관장님, 오창기 관장님, 그리고 김용제 회장님께 감사한 마음 담아 본다. 한국태극권협회 김동균, 이대건 부회장님, 양성찬 전무님, 그리고 이현종 감사님, 이정봉, 진성곤, 정원일, 이주원 관장님, 저와 인연을 맺은 국내외 태극 우인님들께 같이함을 감사드린다.

마음공부의 한웅재 선생님이 늘 곁에 있어 길을 물을 수 있음에 감사하며, 우슈라는 인연으로 시작하여 사람들에게 최면과 명상으로 도움을 주는 김영국 박사님께 응원과 감사한 마음을 전한다.

평생 곁에서 격려해주며 함께해준 아내 유진, 그리고 딸 가영이와 아들 승현이에게 마음을 담는다.

공부를 그만두는 순간 지도자를 그만두어야 한다는 박재홍 선생님 말씀과 홍균생노사의 말대로, 배우는 것은 살아 있는 시간에 대한 의무이다.

'스승의 것을 모방하는 데 머무르지 말고 스승의 가르침을 완벽하게 습득해야 한다. 평생 그것을 모방하기에만 머물러 있으면 안 된다'는 장련은노사의 말씀을 늘상 생각한다.

태극인은 입여평준(入如平準)의 마음 바르기가 저울추와 같아야 한다는 그 마음공부를 생각하면서 있는 그대로의 글을 적어본다.

이 책은 태극권을 공부하는 사람에게 조금이라도 도움이 되고자 2011년도부터 최근까지 수련 공부를 하다가 틈틈이 적어두었던 글을 정리한 것이다.

『인중무태극권 이야기』가 출간되기까지 도움주신 선생님들, 태극우인님들, 도반님들에 대한 고마움을 이 책에 담는다.

2021년 1월 어느 날 아침

人中武(강대영)

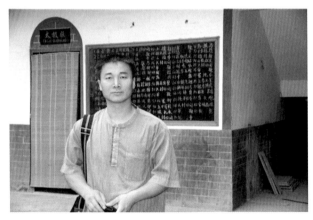

중국 진가구 태극권무술학교에서

○ 전남 순천 출생
○ 1979년 중국무술 입문
○ 1989년 무술도장 개관, 2021년 현재까지 人中武太極拳人仙堂 운영
○ 쿵푸우슈태극권 전문지도자(대한우슈쿵푸협회)
○ 쿵푸우슈 심판 및 심판장 역임(대한우슈쿵푸협회)
○ 쿵푸우슈 심판지도자 교육강사 역임(대한우슈쿵푸협회)
○ (사)대한우슈쿵푸협회 이사 역임
○ 전라남도 우슈쿵푸협회 회장 역임
○ 순천시 우슈쿵푸협회 회장 역임
○ 순천시 생활체육우슈쿵푸협회 회장 역임
○ 우슈쿵푸(태극권) 국제심판 역임(국제우슈쿵푸협회, 중국무술협회)
○ 진가태극권 11대 전인 진정뢰대사 및 장동무노사 초청공연
○ 국제중국초작태극권대회 단장 역임
○ 국제홍파태극권대회 단장 역임
○ 한국태극권협회 2·3대 회장 역임
○ 한국태극권협회 명예회장
○ 진가태극권 11대 전인 장련은노사 사사

이메일 : kan0208@hanmail.net
다음카페 : 인중무태극권

| 인중무태극권인선당 |

전라남도 순천시 해룡면 복성길 46
061)722-1802
010-8939-2357

전사경과 붕경
(강대영)

태극권 고수들의
이야기

포구공용법
(강대영)

차 례

추천사   22

自書   32

| 1장 | 인중무태극권 이야기   39

서문   41

[1] 2018年 8月 ～ 2020年 10月   43

[2] 2016年 4月 ～ 2018年 7月   83

[3] 2015年 1月 ～ 2016年 4月   116

[4] 2011年 6月 ～ 2014年 12月   155

| 2장 | 단전내전법(丹田內轉法)   193

[1] 태극권 음양도(陰陽圖)   194

[2] 태극권의 역사와 유래   196

[3] 태극권 기본공(태극권 보형)   199

[4] 기본공법(氣本功法)   206

[5] 태극권 참장공   211

[6] 초학자를 위한 13가지 요점 관념(양등보노사)   216

[7] 태극 십삼세(太極 十三勢)   218

[8] 태극권 단전내전법(음양신법)   223

[9] 정선과 반선   233

[10] 왕종악(王宗岳) 태극권론(太極拳論) 인중무 해설론   237

[11] 십삼세행공심해(十三勢行功心解)   243

| 3장 | 진식실용태극권개요와 초식명칭   249

[1] 진식실용태극권에 대하여   250

[2] 진식실용태극권1로(예비세)   254

[3] 진식실용태극권2로(포추)   258

[4] 진식실용태극권편간1로(십자편)   261

[5] 진식실용태극권편간2로(전자편)   268

[6] 진식실용태극검   274

[7] 진식실용태극도   278

[8] 진식실용태극권 전승도(韓國)   282

참고문헌   284

태극권 수련의 효과   286

1장

인중무태극권 이야기

서문

『인중무태극권 이야기』는 2011년부터 2020년까지 10년 동안 필자 인중무가 태극권을 수련하면서 느끼고 생각하는 바를 적은 태극권 이야기입니다. 글의 배열이 가장 최근에 쓴 글을 앞에 배열하여 요즘의 생각을 앞에다 담았습니다. 책을 순서대로 읽으려면 뒤쪽에서 앞쪽으로 읽어도 무방하고, 그냥 아무 페이지나 열어보아도 좋습니다.

수련 중 문득 생각나는 것들을 적어서, 겹치거나 유사한 내용들이 또 나오기도 합니다. 그냥 있는 그대로의 느낌을 이야기한 것입니다. 부담 없이 읽어보시고 마음이 동하거나, 이치에 합당하다 생각하시면 받아들이고 아니면 그냥 그렇다 하며 흘려보내도 괜찮습니다. 오랜 세월 태극권을 하면서 시행착오를 조금씩 수정해 온 과정입니다.

인중무태극권 단전내전법은 진식태극권의 핵심인 전사를 훈련하는 하나의 방법론으로, 쉽고 빠르게 전사와 단전내전법을 증득할 수 있게 만든 수련법입니다. 종이접기처럼 계속해서 접었다 펴는 것을 반복하다 보면 길이 나서 자동으로 전사와 단전내전이 이루어집니다. 태극권 중의 하나를 꼽으라 하면 이 단전내전법을 권하고 싶습니다.

"단전내전법 하나로 건강을 지킨다."

일반적인 전사 훈련법은 자리에 앉아 오랜 시간 훈련하여 매우 힘들며 관점이 불분명하지만, 이 단전내전법은 앉았다 일어났다 하면서 몸으로 종이접기를 한다고 생각하시면 되는 것입니다. 체력에 맞추어 조금씩 하다 보면 체력이 향상되고 하체 근력도 좋아질 수밖에 없습니다.

"이 태극권 단전내전법에는 세수경 같이 장수의 비결인 골수를 맑게 만들어 주는 효과를 가지고 있다."

단순한 동작이지만 수련의 효과는 노력한 만큼 그대로 자신에게 남는 그 무엇이 될 것입니다.

몸이 마음입니다. 그 몸을 찾아 탐구해 봅시다.

2021. 2. 4.

인중무태극권 人仙堂에서

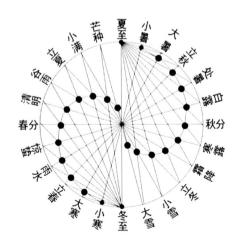

몸(身)이 마음(心)이다.
24절기가 태극과 하나되어 수련을 담아라.

☽ [1] ☾
2018年 8月 ~ 2020年 10月

1. 태극권은 음양으로 나누어진 권법이다

태극권은 음양으로 붕경과 랄경인 음, 양으로 이루어져 있다. 물론 팔문 오보를 이야기할 수 있지만 결국은 음과 양으로 귀결되며 다른 말로 하면 붕경과 랄경으로 표현할 수 있다.

태극권의 복잡하고 난해한 수많은 이론들은 결국은 음양을 설명하기 위한 것이다. 어떤 이들은 태극권은 붕경이라고 말한다. 이 또한 맞는 말이지만 무극에서 태극이 생성된 상태로 본다면 붕경은 모태이지만 운영에 묘를 담아내지 못하고 본연의 그대로 무극 상태인 것이다. 무극이 태극으로 변화가 일어나 운용이 됨으로써 모든 작용이 생성되어 무극, 음양, 삼합, 사방, 오행, 육합, 칠정, 팔괘, 구공(俱空)들로 연결되어 이것들을 혼용함으로써 수만 가지 변화로 운용하는 것을 태극권이라 한다(붕경은 일기 관통되어 있어 팽창과 이완이 최고조로 잘되어 있는 상태를 말한다).

붕경을 상대를 팅겨내는 경으로 오인하고 있지만, 붕경을 운용하였을 때 다양한 방법으로 활용할 수 있다. 물론 붕경 자체로 내압에 의해 상대를 팅겨낼 수 있다.

2020. 10. 4.

2. 붕경 중에서 자전과 공전, 랄경 중에서 자전과 공전

붕경이 진행되는 가운데 몸이 자전하고, 수형인 손목이 공전해야 한다. 랄경이 진행되는 가운데 몸이 자전하고, 수형인 손목이 공전해야 한다(수형 공전은 경골과 비골 회전을 말한다).

몸이 자전한다는 것은 왼쪽 수법을 이용할 시 좌측 방향으로 자전하고, 우측 수법을 이용할 시 우측 방향으로 자전한다. 수형의 공전 방향은 좌측이나 우측 동일시 붕경일 때는 신체 바깥 방향으로 공전하고, 랄경일 경우 신체 안쪽 방향으로 공전한다.

2020. 10. 4.

3. 태극권의 단침, 단열

태극권의 단침은 태극권을 수련하다 보면 입안에 침이 고이는 현상이다. 이 단침이 고인다는 것은 부교감신경이 활성화되어 장수에 도움이 되는 물질이 생성되는 것이다. 예로부터 수행자들 사이에서는 감로수라고도 했다.

단열은 아랫배가 따뜻해지는 현상으로, 원기를 충만하게 해주고 중추신경의 긴장을 완화하여 체내 독소를 배출시켜주고 몸 안의 유익한 호르몬 생산을 촉진시켜 면역력과 자연치유력을 증진시킨다. 태극권을 수련하다 보면 느껴지는 좋은 현상들이다.

인중무 도반 수련 중에 입안에 달달한 침이 고인다.

2020. 9. 24.

4. 자연 속에도 음 중에 양이(배추와 무)

  자연의 산물인 배추, 무에도 숨겨진 음양의 이치가 들어 있다. 배추는 양의 성질을 가지고 있으며 무는 음의 성질을 가지고 있다. 배추는 양의 성질을 가지고 있지만, 배추의 뿌리는 음의 성질을 가지고 있다. 무는 음의 성질을 가지고 있지만, 잎사귀는 양의 성질을 가지고 있다. 이것이 우리 조상님들의 음식문화를 통하여 음양의 조화로 만들어져 있는 것이다.

  무 뿌리와 배춧잎, 무 잎사귀와 배추 뿌리는 음양의 조화이다. 자연의 산물인 무와 배추가 상생하여 음양의 조화로 태극의 원리에 부합되는 조화이다.

2020. 9. 2.

5. 수법에서의 음양도

  태극권 동작(붕, 랄)을 행할 때 음양의 변화를 살펴보면 붕은 포구공에서 장심이 보이는 부분이 반이 되고, 보이지 않는 부분이 반이 되어야 음양이 도에 부합된다. 마찬가지로 랄경에서 반은 장심이 보이게, 반은 손등이 보이게 해야 한다.

2020. 8. 3.

6. 쌍수정선 배합 동력 전달체계

쌍수정선 배합의 동력전달체계는 정선과 반선(시계방향과 반시계방향)의 동작을 그리는 과정으로 정선 안에도 반은 반선을 포함하고 있으며 반선 안에도 정선을 포함하고 있다.

최고 저점은 과(고관절)를 정점으로 흉부 앞(젖꼭지 사이)으로 끌어올리며 나아가는 힘이 반드시 손끝을 뚫고 나아가는 힘을 가지고 있어야 하며, 상대가 잡거나 해도 절대로 손목으로 의식이 쏠려가서는 안 된다. 손목으로 의식이 쏠리면 뚫고 나아가는 힘이 이동하여 손목을 꼼짝할 수 없다. 이때 가능하면 장심 아랫부분이 신체를 스치듯이 끌어올려야만 힘의 전달체계에 있어서 몸 힘을 사용할 수 있다. 예를 들어서 오른손을 사용하여 우측 고관절에서부터 흉부까지 끌어올릴 때는 왼쪽 고관절의 힘으로 오른손을 끌어올리고, 장심을 정면으로 세울 때에도 왼쪽 고관절을 타고 넘어서 우측 손을 누르는 힘과 측면으로 틀어주는 힘을 사용하여 장심을 정면으로 세워준다. 이때 안경과 채경이 동시에 이루어져야 한다. 가슴 앞에서 상사점으로 올라갈 때도 왼쪽 고관절 힘으로 밀어올려주고, 또한 마지막 뚫고 들어가는 전사도 오른손에 대한 것은 왼쪽 고관을 운용하여 경선이 나와야 한다.

좌측 손은 이와 반대로 유추해서 생각하면 된다.

쌍수정선 배합을 연습할 때 뚫고 들어가는 전사에 신경을 쓸 때는 우측 손일 때 좌측 과를 사용하고, 좌측 입장(세우는 장)을 실로 사용할 때는 우측 과를 사용한다.

고관절 의합은 좌측 과와 우측 어깨를 한통속으로 사용하며 우측 과는 좌측 어깨와 팔을 이용해 전사경 힘을 사용할 수 있다.

2020. 7. 24.

7. 전사는 본능에 반한다

전사는 본능에 반한다. 전사는 우리가 본능적으로 행동하는 것들의 반대로 행하여 이루어진다. 본능은 자연스러움에 대한 반응이며 전사는 주역과 같다. 바꿔주는 것이다. 사람은 작용에만 관심이 있지, 반작용에는 관심이 없다. 태극권은 음양이 합치되어 만들어진 산물이다. 힘 역학 또한 본능에 반대되며 호흡 또한 그러하다.

2020. 6. 22.

8. 태극권의 송(긴장완화)

태극권에서 송, 즉 이완 상태는 어떠한 상태에서의 반응속도와 연결된다. 이완 상태는 힘을 발휘할 때 작용이 빨라질뿐더러 위급할 때 대처하는 속도 또한 빨라지기 때문이다. 상대로부터 들어오는 힘에 대한 반응속도, 그 힘에 대한 반응체계와 연결되어 있어 위험이 밀려들어오는 상황이나 끌려가는 상황에도 대처할 수 있다.

작용이 생기게 되면 일단 사람의 본능은 긴장을 하게 되어 있다. 그 다음에 힘을 더 주든지 아니면 물러나면서 주위를 살피며 기회를 보는 것이다. 송이 되어 있으면 긴장 상태를 건너뛰어도 방어체계를 갖추어 내가 주도할 것인지 아니면 순응하면서 기회를 만들어갈 것인지를 결정할 수 있다. 이 이완 상태는 일상생활에서도 위험에 대한 반응속도와 직결되기 때문에 중요한 역할을 한다. 긴장하지 않으면 위험 대처에 순응하면서 진행되기 때문에 반응속도가 빠르다.

2020. 6. 11.

9. 깨우침

태극권을 공부하다 보면 문득 알아차림과 깨달음이 이루어지기도 한다. 그 깨달음이 옳은지 그른지 검증을 해 보아야 한다. 단순히 생각이 떠오르는 것을 깨달음이라 하지 않는다. 이것을 통해 지혜가 밝아지는 것이 깨달음이다. 태극을 습득하는 과정에서는 순서를 습득하는 과정을 해야 하는데 그 한 동작에 집착하여 다음 동작을 하는데도 그 동작을 생각하며 지금 해야 할 동작마저 놓치면서 생각이 엉망이 되어 버리는 경우가 있다. 그렇듯이 지나간 것은 지나간 대로 두고 이 순간에 해야 할 동작에 집중해야 늘 깨어있는 상태가 되는 것이다. 지나간 것에 집착하지 말고 오로지 지금 일어나는 일에 집중하자. 태극권 순서를 익히는 데도 道가 있고 깨달음이 있고 깨어있음이 있다.

그리해야만 인생의 항로가 순풍일항(順風一航)하지 않을까?

2020. 6. 1.

10. 태극권의 상하음양

태극권 수련에서 손 방향으로 기운이 밀려 나아간다는 의미는 발 쪽에 뿌리를 두고 발 방향으로 기운을 의식하여 눌러 내려야만 그 내린 만큼 손 방향으로 밀려 나온나는 것이나. 그중에 신경 써야 할 것이 하나 있는데 허리를 세워 명문 쪽이 편안해야 한다. 허리가 편안하지 못하면 단전의 기운이 상하로 소통되지 못하기 때문이다.

단점을 중심으로 상하가 나누어지며 상대를 밀쳐내려면 반드시 발

아래로 내려져야 밀쳐낼 수 있으며, 끌어당기려면 밀어내는 힘이 그만큼 있어야 당길 수 있다.

2020. 5. 26.

11. 입신중정

몸의 중심축을 잡는 이유는 중력을 가장 적게 받기 위함이다. 중력을 적게 받아야만 신체의 긴장된 부분을 최소화하여 기 순환을 원활하게 하고 오장육부의 원활한 기능을 촉진하는 데 도움이 된다.

신체를 바르게 세우는 입신중정이 태극권 수련의 첫걸음이며 신체를 효율적으로 사용할 수 있는 중심 요구 사항이다.

집을 지을 때도 중심축으로부터 시작되며, 사람 마음 또한 마음 가운데부터 시작된다.

2020. 5. 19.

12. 그리운 대상 (스승의 날을 보내며)

일생을 살다 보면 길을 물을 때가 있다.

나에겐 주위에 좋은 스승들이 계신다. 그분들을 통하여 삶의 지혜를 얻기도 하고 힌트를 얻기도 한다. 구해야 답이 있다. 그런 스승들은 좀 더 밝은 세상을 볼 수 있도록 길을 제시해 준다.

내 마음속 스승님들께 감사하며 오월의 중턱을 넘어본다. 직접 찾아가지는 못하지만 인사는 드리고 찾아뵐 수 있는 분들은 찾아뵙고,

인류의 미래를 위하여 조금 더 많은 영감을 가지신 어르신들이 있으
면 좋겠다.

2020. 5. 15.

13. 태극권은 최고의 명상이다

태극의 근본은 모든 것을 품고 있다.

그 안에서 무엇을 느끼고 무엇을 생각하고 무엇을 품어내느냐에
따라 별 것이 되기도 하고 별 것 아닌 것이 되기도 한다. 어떤 이는
태극권은 움직이는 선, 움직이는 명상이라 이야기한다. 그 안에 명상
이 들어 있는 것을 보았기 때문이다. 그러나 태극권을 열심히 하면서
도 태극권을 통한 명상의 경계에 도달하지 못하여 명상을 밖에서 구
한다. 그 안에 존재하는데, 명상이 어떠한 것인지를 잘 알지 못하기
에 나타나는 하나의 현상이다. 명상의 가장 근본이 되는 것은 어느
하나에 집중하는 것 또는 자기 안에서 일어나는 모든 현상을 있는
그대로 받아들이는 것, 소리, 명호, 호흡을 따라하면서 생각이 끊어
지는 그 자리, 기쁨도, 슬픔도, 괴로움도, 평화도 없는 그 자리가 마
음자리이다.

명상을 통하여 행위하는 모든 것이 태극권 안에 들어와 있다. 나
를 찾아가는 지름길이 태극권이다. 무아(無我)가 있는 그 자리가 바
로 자기 본체이다.

2020. 5. 11.

14. 기와 력의 합, 건강운동 태극권

기(氣)와 력(力)의 합(合). 태극권의 수련은 력(力)을 키워 힘을 사용하는 운동이 아니며 기(氣)를 증진시켜 력을 사용하는 운동이다. 기란 우리 눈에 보이지 않지만 공간 안에 가득 차 있는 물질이다. 이 물질을 어떻게 인식하며 활용하는가는 사람과 사람의 말로써 느낌을 전하는 것이다.

첫째는 기(氣)를 인식하는 단계인데 기를 인식하려면 최대한 본인의 의식과 감각을 집중시켜야 하며 긴장하지 않아야 한다. 의식이 집중되는 곳에 반드시 기(氣)가 모인다. 기의 인식이 잘 안 되는 것은 바로 자신의 잡념 때문이다. 왜 기가 안 느껴지는가 하는 생각에 머물러 있어서이다. 기가 감지되든지 아니든지 마음을 한 곳에 집중하다 보면 느낌이 오게 되어 있다.

우리가 모닥불을 지피기 위해서 입으로 바람을 불어 불씨를 살려내듯이 사람의 몸에 따라 마른 장작이 될 수도, 젖은 장작이 될 수도 있다. 마른 장작은 불에 잘 타듯이 그 기운이 잘 타오르며, 젖은 장작은 불에 안 타듯이 불을 붙이는 데 더 많은 시간을 들여 노력해야 불을 붙일 수 있다. 이와 같이 기를 인식하는 차이가 있으니 편안한 마음을 갖고 집중하여 운기하다 보면 느끼고 인식할 수 있다.

력(力)을 사용할 때는 자연스럽고 편안하게 조이고 풀어서 사용해야만 한다. 긴장하지 않은 편안한 상태에서 사용하여야 어느 정점에서 접점인 줄 알게 되므로 불필요하게 힘을 더 사용하지 않아도 되는 것이다. 또한 긴장되지 않는 상태의 힘을 사용하여야 기운의 힘을 빌려 사용할 수 있기에 력과 기가 합이 되어 최소한 힘을 사용할 수 있다.

력(力)과 기(氣)를 적절히 잘 사용하려면 그 중심에는 반드시 편안한 이완 상태를 유지하여야만 혼용하여 느끼며 사용할 수 있다. 되레 강한 힘을 사용하려 하면 본인 스스로가 긴장이 되어 근육을 수축시켜 정상적인 힘을 발휘할 수 없다. 그 사용을 잘 하는 것은 팽창과 수축을 적당히 잘 사용하여야만 그 활용도를 최대한 높이고 건강 또한 잘 보존할 수 있다.

2020. 4. 20.

15. 심신 합일과 자연과 사람의 합

우리는 자연 속에 예속되어 있으면서 자연과 가까이 다가가고 있는지 한번 생각해 보아야 한다. 심신의 평화로움과 인과 문제와 물질로부터 오는 문제를 생각해볼 수 있다.

인과의 문제는 다만 내 생각에서 기인하여 만들어낸 현상일 뿐이다. 물질의 문제는 다만 나의 집착으로부터 생긴 집착의 산물이다. 집착과 생각이 자유로워지면 인과의 문제나 물질로부터 오는 그것들을 끊어낼 수 있다. 자연과 사람은 늘 공생하면서도 인식하지 못하는 것은 너무 가까이 있기 때문일 것이다. 공기가 그러하고 물이 그러하고 불이 그러하고 집이 그러하거늘 그 유기적인 상호관계를 잘 알면 자연과 친숙해질 수 있을 것이다. 집의 기운은 그 사람의 자연 선택적인 자기 기운이다. 내가 몸담고 있는 삶의 터전은 자기 끌림에 의한 자기 선택이다. 수련 터를 정함도 자신의 끌림이고 만나는 사람도 자기 끌림이다. 좋은 터를 잡는 것도 본인의 기운이고 좋은 사람과 만나는 것도 그 사람의 기운이다. 기운을 바꿔라. 그러하면 자연이 응답할 것이다.

2020. 4. 13.

16. 동중구정

동중구정은 고요한 마음으로부터 시작한다.

마음이 고요하니 생각 또한 고요하고 생각 또한 고요하니 기운이 고요하여 폐경으로부터 기운이 흘러들어 대장을 통하여 발의 근원인 위경으로 흘러들어 하늘 기운과 땅 기운이 하나가 된다.

고요해야 깊은 물 속을 볼 수 있듯이, 기운의 깊이를 이끌어내는 것 또한 생각을 하나로 함이 필수일 것이다.

2020. 4. 10.

17. 단전내전법(丹田內轉法) 신체의 작용(요추부분 근육통)

단전내전법을 수련하다 보면 요추부분 근육통이 오는 경우가 있다. 이 경우는 고관절 부분을 활용할 때 고관절보다 요추부분의 근육을 많이 사용하는 상태로 고관절을 사용해야 하는데 고관절의 유격이 적은 상태에서 인위적으로 상체를 많이 돌려주어 고관절이 돌아가는 유격과 어깨가 돌아가는 유격의 차이가 있으면 허리의 근육을 많이 사용할 수밖에 없어 유격을 늘려가는 과정에서 요추의 근육통을 유발할 수밖에 없는 것이다. 하지만 고관절의 유격이 충분히 늘어나게 되면 저절로 요추부분 근육을 사용하지 않고 몸을 한 통으로 사용하기 때문에 근육통이 사라진다. 처음부터 고관절을 잘 사용하거나 관절의 유격이 좋은 사람에게는 그러한 현상이 없으나 관절의 유격이 적은 사람이 유격을 좋게 하기 위해서는 거쳐야 할 활성화 과정이다. 또한 간혹 가슴 부분이 경직되는 느낌을 받는 경우도 있는

데 이 또한 인위적으로 가슴 부분을 사용하여 나타나는 하나의 현상이다.

이러한 것들은 고관절의 유격이 늘어나고 몸을 통으로 사용할 줄 알게 되면 저절로 해소되는 현상이다. 이것은 병통이 아닌 호전반응으로 보아도 좋다.

2020. 4. 8.

18. 상대로부터 힘의 원리를 이해하라

상대가 밀고 들어오는 힘에 대하여 화경을 이용하여 견고한 뿌리를 가지고 좌우상하로 힘을 분산하여 소멸시키는 방법, 그리고 상대가 밀고 들어오는 힘에 대하여 저항하지 않고 순응하여 밀려 나아가면서 상대로부터 벗어나는 방법을 취할 수 있다.

상대가 나를 끌어당길 때는 견고하게 버티어 끌려가지 않는 방법과 상대에게 끌려가면서 공격으로 전환할 수 있다.

2020. 4. 2.

19. 단전 이야기

단전이란 무엇일까? 단(丹)은 붉을 단이라는 의미를 가지고 있다. 붉을 단의 또 다른 의미는 에너지를 지칭하지 않나 싶다. 단전은 상단전, 중단전, 하단전으로 나누어진다. 상단전은 미간 사이 정중앙을, 중단전은 양 젖꼭지 사이, 하단전은 신장 사이를 이야기한다.

상단전은 생각을 주관하여 신호와 에너지를 받아들이는 안테나와 같은 체계이고 중단전은 그것을 마음을 통하여 증폭시키며, 하단전은 그 에너지를 활용하는 것이다.

붉다는 뜻은 태양과 같이 따뜻한 에너지를 이야기하기도 하고, 장작에 불이 처음에는 잘 붙지 않지만 한번 제대로 붙기 시작하면 물로도 잘 꺼지지 않는 것처럼 불이 잘 붙어 활활 타오르는 것과 같이 전신에 기운의 소통이 원활해진다.

단은 신체로 에너지를 받아들이고 활성화하고 운용하는 것이 신진대사가 원활해지는 것과 같다. 단을 잘 활용하는 것은 신체를 잘 굴러가게 하는 것이다.

단(丹)은 곧 기(氣)를 이야기하는 것이다.

2020. 3. 31.

20. 랄경은 제경을 품는다

랄경(리경)은 제경을 품고 있다.

태극도에서 랄경은 회수나 당겨오는 의미를 갖고 있으면서 제경의 의미를 품고 있다. 여기에는 회수하여 끌려오고 있지만 이미 밀고 나아가는 힘을 포함하고 있다.

랄경(끌어당기는 힘)이 정점(극)에 이르면, 제경으로 변화되어 밀고 나아가는 힘으로 전환될 수밖에 없다. 진식태극권이나 양식태극권, 모든 수련법에서 공통적으로 사용되는 원리이다.

이것을 음 중에 양을 포함한다고 말하며, 랄 중에 제를 품는 느낌을 찾으려면 반드시 알아야 하는 것은 붕경을 느껴야만 실체를 확인

할 수 있다. 붕은 랄을 품고 있다.

2020. 3. 13.

21. 진식태극권에서 팔꿈치의 중요성

진식실용태극권에서 팔꿈치를 어떻게 사용하느냐가 전사경이 팔로 발출되는 경로의 단초가 된다.

예를 들어 오른쪽 팔꿈치의 경우 옆구리에서 배꼽 쪽 내측에 팔꿈치를 밀착해서 붙어 있어야만 하고, 손끝 방향은 배꼽 방향과 어깨 방향의 중간 정도 방향을 취하며, 손의 접는 각도는 45도로 유지해준다.

고관절을 잘 사용하여도 팔꿈치의 위치나 방향을 잘 잡지 못하면 궁이 만들어지지 않아 힘이 나오지 않는다. 만약 여기에 궁을 잘 만들 수 있다면 단수이지만 아주 큰 힘을 발휘할 수 있다.

2020. 3. 12.

22. 태극권에서 몸 바라보기

태극권에서 신체변화를 관찰하려면 먼저 고요해져야 한다.

신체의 삭용은 시시각각 세속 번화하며 작용하고 있어 관칠이 용이하지 않다. 어떤 이에게는 큰 소리도 작게 들리고, 어떤 이에게는 작은 소리도 크게 들린다. 낮에는 큰 소리도 큰 줄 모르지만, 밤에 적막이 흐를 때는 작은 소리도 크게 들린다.

안으로 마음이 향하고 고요하면 신체의 작용들이 관찰되며 본인의 의식이 조금씩 발달하여 작용이 가능해진다. 이는 동중구정에 해당하며 고요하면 아주 미세한 것도 관찰이 용이해진다.

신체는 늘 작용을 하고 있지만 인식하느냐 못하느냐는 고요함에 달려 있다.

2020. 3. 9.

23. 태극권 쌍수정반선 배합(단전내전)

〈태극권 단전내전법 마보 정반선 배합〉

마보 정반선 배합은 단수를 배합하여 양손으로 하면서 고관절을 사용하며 신법을 쓰고 수법을 사용하는 전신 단전내전법이다.

이 수련을 계속하다 보면 전사의 경선을 찾을 수 있고, 힘이 올라오는 통로를 알 수 있다.

① 마보 상태를 만든다. 그리고 양손 중 오른손은 고관절 옆에 신체를 향하여 장을 만들어 주고, 왼손은 상사점(머리와 어깨의 중간인 45도 방향 먼 곳) 위치에 있게 한다.
② 오른손을 천천히 가슴 중간으로 끌어올리고 왼손은 상사점에서 어깨와 수평 방향 쪽 끝으로 수형이 가게 한다. 이때 우측 관절은 밀어주는 힘이 나오고, 좌측 고관을 타고 넘어 마보가 되게 한다. 좌측 고관절을 타고 넘을 때 오른손이 입장(손바닥을 세움)되게 하고 오른손은 손바닥이 몸 쪽을 향하게 하고, 왼쪽 손등이 등 쪽 방향을 향하게 한다.

③ 왼손을 천천히 끌어내려 좌측 고관절 측면에 붙여주고, 오른손은 우측 방향 상사점에 위치하게 한다. 이때 좌측 고관절로 밀어주고 우측 관절을 접어준다.
④ 왼손을 천천히 가슴 중앙으로 끌어올려주고, 오른손이 천천히 내려와 어깨와 수평이 되게 한다. 이때 왼손을 입장으로 세우며 어깨와 수평이 될 때 우측 고관절을 타고 넘어 마보를 만들어 준다.

이것을 1회로 하여 10회 또는 수십 회, 수백 회 반복 훈련한다.

이 수련을 계속하여 행하다 보면 전사의 경선을 찾을 수 있고, 힘이 올라오는 통로를 알 수 있다(주의사항 : 발목에서 힘이 밖으로 새어나가는지를 잘 관찰하고, 무릎 축을 잡고 있는 고관절이 순역을 잘 하는지, 몸통이 잘 돌아가는지, 어깨를 타고 나온 힘이 팔꿈치 손목을 통하여 손끝까지 전달되는지를 확인해야 한다. 이 모든 것은 검증을 통해야 한다. 외형적으로 경선이 만들어진 것과 내적으로 전사의 힘이 나오는 것은 확연히 다르다. 명확히 수련하여 습득한 사람은 육안으로 보아도 알 수 있지만 힘을 사용하여 직접 검증할 수도 있다. 이 검증법에 대한 것은 이 글에서는 논하지 않는다).

2020. 3. 5.

24. 태극권 정선과 반선 3

〈과(고관절 과) 정반선의 배합〉
① 마보일 때 오른손 정선 수형을 우측 고관절 옆에 붙여준다.
② 그 손이 천천히 가슴 정중 쪽으로 끌어올릴 때 우측 고관절이

살짝 떨구어지고 좌측 고관절을 접어 좌과가 되게 해야 한다.

③ 우장이 입장(장을 세움)으로 바뀌 세울 때 좌측 고관절을 타고 넘어서 마보를 만들어준다.

④ 그 다음 좌측 고관절을 떨구면서 우측 손끝을 상사점(높으면서도 먼 곳)올라갈 때 우측 고관절을 접어준다.

⑤ 그 다음은 우측 고관절을 타고 넘어 마보를 만들어주고 우측 수형은 신체에서 가장 먼 거리를 만들어준다.

⑥ 다음은 천천히 처음 시작된 우측 관절 옆으로 수형을 끌어다가 우측 고관절 옆에 우장을 붙여준다.

이것을 1회로 하여 수회 반복할 수 있으며, 반대 손은 이와 반대로 하면 된다.

2020. 3. 4.

25. 태극권 정선과 반선 2

〈수(手)형에 대하여〉

태극권의 정선과 반선 동선에 대하여 이야기하면 그 원의 크기는 최대 한 크게 하여 태양의 궤도인 공전의 궤적을 그리는 움직임을 이야기한다.

① 이 공전(정선) 최저점은 옆구리 아래쪽인 고관절(대퇴골두)에 해당되며 장심을 몸 쪽을 향하여 신체에 붙여준다.

② 손가락 끝으로 끌고 올라와서 가슴 정중앙에 세워주며 장심은

오른손일 때는 왼쪽 어깨를 바라보고 왼손일 경우는 오른쪽 어깨를 장심이 바라본다(손끝으로 끌고 올라가는 것은 상대가 손목이나 팔꿈치를 제어했을 때 손끝을 사용하면 제어당하지 않기 때문이다).

③ 다음은 오른손 장심을 왼쪽 어깨 방향을 향하여 입장(장을 직각 틀어 세움) 해준다.

④ 그 상태에서 입 중앙을 지나서 손끝이 손을 끌고 높고 멀리 있는 부분으로 끌고 나아간다. 이것이 상사점 태양이 높게 떠 있고 지구가 가장 낮은 상태를 말한다(상사점은 신체를 중심으로 우측 어깨의 측면 쪽과 머리 위 정중앙 위쪽 중간 정도 45도 대각선 방향으로 손끝이 향한다).

⑤ 그 다음 신체에서 가장 먼 곳인 어깨높이에서 장심이 신체의 반대 방향을 향하고 손끝을 신체의 반대 방향을 향해 펼쳐 준다.

⑥ 그 다음은 처음 상태인 고관절로 와서 첫 번째 동작을 이룬다. 이렇게 한 번의 궤적을 그리는 것이 정선을 1번 행한 것이다. 반대 손 또한 이와 같다. 이것은 관절의 의미를 포함하지 않은 수형에 관한 것만을 말한 것이다.

손이 몸통을 지날 때 정선이나 반선 시 신체의 정중을 살짝 넘어 끌어올리거나 내려야 한다. 즉 장심 노궁혈이 정중앙을 지난다고 생각하면 된다.

2020. 3. 3.

26. 진정한 가치는 태극권 수련으로 나를 찾아가는 것

  지식이 지혜를 가린다. 나뭇잎 하나가 눈앞을 가리면 태산도 볼 수 없는 점이다. 짧은 과학 지식이 더 크고 참된 지식을 가리고 있다는 것이다.

  우리가 살아가는 데에는 늘 이유가 만들어진다. 진정한 나를 찾는 것보다 또 다른 무엇을 해야만 한다는 명분이 생긴다. 그러나 어떠한 명분도 자기 안의 자기를 찾는 것보다 중요하지 않다. 우리는 태극권의 수련을 놓치지 않아야 한다. 수련을 놓아버리는 것은 바로 지혜를 내려놓아버린 것과 같다.

2020. 3. 1.

27. 송(鬆)은

  송(鬆)은 삶에 있어서 힘써야 할 일과 힘쓰지 말아야 할 일을 알 수 있게 한다.

  이완된 상태, 즉 송은 삶과 무술적인 행위가 같다. 송이 되면 상대가 밀고 올 때 긴장되어 있지 않기 때문에 몸에 충분히 부딪히지 않는 부분으로 방어 체계를 갖출 수 있다.

  또한 끌고 가려고 할 때에도 끌려가지 않게, 닫혀있지 않은 관절들을 이용하여 방어 체계를 갖추어 끌려가지 않을 수도 있다. 이완이 되면 상대가 밀고 들어올 때 떠밀려 나아가는 것이 아니라 밀려가줄 수 있고, 끌고 가면 끌려가는 것이 아니라 내가 밀고 들어갈 수 있다.

  육체의 작용 또한 이러할진대 마음의 송이 이루어지면 삶에 있어서도 이와 같이 본인이 주도할 수 있는 상태가 되어 세상이 나에게 행하는 대로 나 또한 그것에 응대하면 된다. 육체적이고 외적인 송과 내적인 마음과 장부의 송을 알게 되면 해야 할 일과 하지 말아야 할 일에 대하여 알 수 있게 된다. 진정으로 송이 이루어지면 중도(中道)에 이른다.

2020. 2. 27.

28. 내경을 키운다

내경을 키운다는 것은 그릇 안을 꽉 채우는 것 같이 몸 안을 빈틈 없이 채워야만 기운을 잘 사용할 수 있다는 것이다. 예를 들어 그릇 속을 자갈로 꽉 채우거나 흙으로 꽉 채운다면 그것은 꽉 차 있는 상태라 할 수 없다.

자갈이나 흙으로 가득 찬 틈새에 물을 부어 메우는 것 같이 틈새를 빈틈 없이 메웠을 때 비로소 가득 찬 것 같이, 내경 또한 물을 부어 조금씩 빈틈을 메우는 것처럼 기운으로 메워야만 내압이 발목, 종아리, 대퇴, 골반 등으로 차오른다. 내경은 물이나 기운과 같이 그 조그마한 틈이 채워져 다리로부터 척추에까지 만들어져 일기관통하게 된다.

물과 기는 가장 연약하지만 가지 못하는 곳이 없다.

2020. 2. 25.

29. 추수

태극권 권법이 어느 정도 익숙해지면 너는 추수를 배워야 한다. 이것은 너에게 하나의 기회를 제공할 것이다. 파트너와 함께 확인해 봐라.

너의 수련이 정확한지 어떤지 13세의 모두를 확인해볼 수 있다. 채, 리, 렬로 서로 대항하고, 공허 속에서 유혹을 간과하지 마라. 제, 안, 고, 주 이 모든 것들은 공격의 방법이다. 붕은 어떤 하나를 이끈다.

상대방에게 닿을 때마다 너는 붕 에너지를 이용해야 한다. 그리고 너의 가슴은 고요해야 한다. 누군가를 공격할 때는 같은 손을 사용하여라. 자신을 지키기 위해 팔꿈치를 느슨하게 하며 밑으로 가라앉혀라. 상대방의 움직임을 보아라. 채, 리, 렬을 사용할 때 사용할지 말지는 자세에 달려있다. 만일 강하게 나온다면 답은 부드러움으로 대항하는 것이다. 힘이 들어올 때는 수평이거나 직선이다. 나는 수평의 제와 붕으로 대항한다. 전사의 방법을 활용해라. 정면에서 싸우거나 철수하지 않는다. 텅 빈 상태로 그를 빠지게 만들기 위해 상대방의 몸을 유인해라.

그의 자세가 흐트러졌을 때 그는 앞쪽으로 기울 것이다. 그의 움직임은 변할 것이고 주저하는 순간이 있을 것이다. 이 기회를 잡고 제와 안으로 공격해라. 상대방을 치기 위해 팔꿈치를 사용하고 너의 몸에서 과를 사용해라.

그 자세를 따르면 너는 성공할 것이다. 너의 눈, 몸 그리고 자세는 그 손과 함께 조화를 이루어야 한다. 몸의 위아래는 조화가 되어야 한다. 그리고 몸통은 무게중심을 유지하여 곧게 세워야 한다. 중심을 잃어서는 안 된다. 패배하지 않는 지구력이 이기는 것을 찾는 방법이다.

만일 실패하는 것을 원하지 않는다면 두 배의 무게를 피할 필요가 있다. 나선의 움직임 속에서 우리는 착 달라 붙고 물릴 줄 모르는 상황을 구해야 한다. 추수로 부터 축적된 경험은 동급생들로부터 배울 수 있다.

서로에게 자신감을 주고, 그 성취를 칭찬하고, 실수를 바로 잡는다. 이기고 지는 것, 패배하고 성공하는 것에 신경 쓰지 마라. 그것을 다루는 견습자들은 누구든 연장자를 존중해야 한다.

서로에게 공손해라. 먼저 싸우지 말라. 가슴을 비우고 배워라. 너의 능력이 증가할 것이다. 만일 네가 발경의 힘을 쓰려면 안전을 유지해야 한다. 상대방에 대한 평판을 유지하는 것은 너의 마음을 안락하게 만들 것이다.

만일 네가 우연히 괴롭힘을 당한다면 그에게 관여하지 말라. 그를 공손한 말로 다루고 겸손한 태도를 가져라. 모든 사람이 평화로움에 살게 하고 내부의 평화를 느끼게 해야 한다.

홍균생 선생님 글 중에서

30. 태극권 양발의 허실

태극권의 허실은, 그 발에 대한 요구가 비어 있는 발은 단단한 발보다 더 가볍다는 것이다.

하나가 비어 있으면 하나가 단단하다는 것은 단호하게 아니다. 그 비율은 비어 있는 발이 약 40%, 그리고 단단한 발이 50%, 발에 있는 힘의 비율이 변하는 동안 허리의 조화를 위해 10%를 아껴둔다.

홍균생 선생님 글 중에서

31. 우리는 육체를 통하여 살아가는 동안에 영적 성장을 찾아야만 한다

즉, 몸이 마음이다(身卽心). 그 사람의 생각이 몸으로 표현되는 것으로, 즐거움도, 행복감도, 질병도 그리고 생사도 그러하다.

2020. 2. 24.

32. 정선과 반선

정선은 뚫고 나아가는 힘을 주로 사용하고 반선은 누르는 힘을 주로 사용한다.

2020. 2. 21.

33. 허(虛)와 실(實)

허와 실을 논하자면 아래와 같다.

상허하실 : 상체가 허가 되려면, 힘을 빼고 편안해져야 한다. 이렇게 되려면 하체가 실이 되어있어야 하며, 튼실해야 한다.

흉허복실 : 가슴은 편안해야 하며 배는 든든해야 한다. 발의 좌우에서 좌측 발이 실이면 우측 발이 허여야 한다. 우측 발이 실이면 좌측 발이 허여야 한다. 팔 또한 좌측 팔이 실이면 우측 팔이 허여야 하며 우측 팔이 실이면 좌측 팔이 허여야 한다.

단수 안에서도 허와 실이 있으면 더 좋다. 동작이 발출되면 의식을 안으로 감아들이고 동작을 감아들이면 의식을 밖으로 표출시켜야 한다.

2020. 2. 20.

34. 태극권의 심법

심법은 태극권 수련 시 마음가짐이다. 태극권을 수련하는 사람은 마음가짐이 중요하다.

아침에 일어나 하루를 설계하고 준비하는 마음이 곧 하루를 보내는 근간이 된다. 문을 나서면서 어떤 마음으로 道館에 가야 할까 하는 마음에서부터 도관에 도착하여 수련을 준비하는 마음, 스트레칭을 하는 마음, 수련에 임하는 마음들이 중요하다.

어떤 생각과 마음이 투여되느냐에 따라 손짓, 발짓, 몸짓이 되고 더 나아가 일심으로 태극권을 하면서 어떤 동작에 어떤 생각과 마음, 의식이 투영되느냐에 따라 그냥 몸짓이 되기도 하고 최고 기공이 되기도 하고 일신을 주제하는 태극무술이 되기도 한다.

이는 우리가 노래할 때 어떤 감정과 생각을 노래하느냐에 따라 음성이 달리 들리듯이 몸 또한 어떤 생각과 마음으로 행하느냐에 따라 진정으로 태극권 꽃이 활짝 피어날 것이다.

2020. 2. 12.

35. 숨겨진 명약 보물찾기

우리는 늘 가까이에 좋은 것을 두고도 멀리 보고 두리번거리면서 찾으려 안간힘을 쓴다. 바로 눈 밑에, 이 안에 있을지도 모른다. 수많은 선조들이 명약을 찾아 헤매고 찾은 것이 내 안에 있는 정, 기, 신이다. 건강을 지키고 키워 나아가는 방법은 내 몸을 올바른 방법으로 잘 운동 해주는 것이다. 어디엔가 있을 인터넷 세계나 능력자를 찾아 늘 헤매고 있지 않는지, 아니면 좋은 자료를 찾아 헤매는지, 자신을 계발하고 이 곳곳에 놓여 있는 보석을 볼 수 있는 눈만 키워져 있다면 이는 행운이다.

2020. 2. 6.

36. 남작미 2

좌분장에서 좌측 보형을 허로 해서 45도 우측으로 감아주며 오른발이 따라가 정보로 해주고 좌수를 위로 하여 장심은 바닥을 향하며 우수는 신체를 향하도록 한다. 정보인 우측 발을 일보 내딛어주며 좌우 손을 교차해준 후 분장한다(분장 시 왼손은 축으로서 잡아주는 역할을 하며 우수는 펼쳐지면서 자전하여야 한다). 분장이 다 이루어진 뒤 더 이상 펼쳐질 것이 없을 때 역전을 사용하여 하늘을 향해 있는 손바닥이 땅을 향하도록 한다. 이것이 붕에 해당하며 그 다음은 랄경으로 우궁보인 상태에서 좌측 발이 실인상태로 전환하며 양손을 잡아당겨주며 왼손은 배꼽까지, 오른손은 몸 쪽을 향해 시계방향으로 자전하며 끌어당긴다. 이때 몸은 좌측 방향으로 45도 회전한다. 이것이 랄(리경)이다. 그 다음은 제경으로 오른손목에 왼손 장심을 맞대어주며 몸은 정면을 향한다. 왼발의 무게중심을 오른발로 이동하면서 오른손 손목과 왼손 장심의 원이 맞대어진 상태에서 양손이 원을 이루어야 한다. 천천히 무게중심이 오른발로 이동할 때 시계방향으로 자전하면서 밀고 나아가야 한다. 이것이 제경이다. 그 다음은 안경으로 왼손이 오른손목을 지나 양손을 어깨 넓이가 이루어질 때까지 펼쳐준다. 이때 양손은 상대의 어깨나 팔꿈치를 견제하기 위한 것이다. 상대가 밀고 들어오는 힘을 최대한 받아들이기 위해 오른발의 하중을 왼발로 이동하며 상대를 가슴까지 끌어들인 다음 상대를 눌러서 제어하고 양손으로 밀어낸다(이때 양손은 상대를 향해 밀지만 의식은 양다리로 보내져야 한다). 다리 쪽으로 향한 만큼 손 쪽으로 힘이 발출되기 때문에 그리하여야 한다.

붕리제안 모든 자세에서 해당하는 원리이다.

2020. 1. 15.

37. 남작미 1

병보 상태(어깨넓이)발이 벌어져 있고 양손은 고관절 높이로 끌어당겨져 있는 상태에서 좌 장심이 축이 되어 오른손을 가슴 높이에 포구공을 취한다. 이 상태에서 수형 변화 없이 몸만 우측으로 45도 돌려준다(몸만 회전하지만 움직임 상으로 손이 움직이는 것과 같은 효과를 낸다). 왼발이 따라서 오른발 옆에 정보 놓은 다음 왼손이 오른손 아래 포구공을 만든다(오른손은 장심 바닥을 향하고 왼손은 몸을 향해 본다).

왼발을 상보로 일보 내디디며 오른손과 왼손을 합했다 분리해주어야 한다(오른손이 축으로 잡아당겨주는 역할을 하며 왼손은 끌고 나아가는 역할을 한다. 그러면서 왼손은 반시계방향으로 손목이 자전하며 펼쳐진다).

2020. 1. 14.

38. 태극기세 의식과 운기 작용

　기세 시 손이 천천히 들어올려진다. 이때 손을 들어올리는 방식과 손끝이 손을 끌고 나아가는 방식이 있는데 부력과 같이 들어올리는 방식은 기공효과를 가지는 장점이 있지만 호신이나 무술로 사용하기에는 용이하지 못하다. 호신으로 사용하려면 손끝으로 끌고 나아가는 방식이 좋으며 손은 뻗어 나아간 만큼 의식을 단전으로 거두어들여야 한다. 역으로 손을 끌어당겨 고관절까지 당겨올 때는 손이 나아가 있는 지점으로 의식을 보내면서 손을 당겨야 한다. 행위에 대하여 의식은 반대로 작용하여야 한다.

2020. 1. 13.

39. 태극권의 기세 호흡과 의식

　태극권을 시작할 때 병보 시(어깨 넓이) 심호흡을 하고 기세에 들어간다. 이때 호흡을 한번 들이마시고 내뱉을 때 호흡과 의식의 관계는 호흡은 나아가고 의식은 단전으로 들여야 하며 의식이 단전으로 잘 들어가면 용천을 발바닥으로 보낸다.

2020. 1. 10.

40. 화경(힘을 분산시키는 경)

화경은 상대에게 손끝을 제어당했을 때 당겨서 빠져나오는 방법의 경을 사용해야 하며, 손목이나 팔꿈치를 제어당했을 때는 손끝을 뚫고 나오는 경을 사용해야 하며, 어깨나 몸통을 제어당했을 때는 과(고관절)를 사용하여 벗어나는 경을 사용하며, 고관절을 제어당했을 때는 무릎을 이용한 경을 사용해야 하며, 무릎이 제어당했을 때는 보를 사용해야 한다.

2020. 1. 4.

41. 단전내전법(음양신법)

단전내전법은 좌우 발바닥에 음양이 있어야 한다. 좌측 발바닥이 실이면 우측 발바닥이 허이고 우측 발바닥이 실이면 좌측 발바닥이 허여야 한다.

무릎 또한 이와 같고 고관절 또한 허와 실이 있어야 한다.

2020. 1. 3.

42. 태극권의 붕경이 이루어지면

태극권에서 붕경이 이루어진다면 가볍게도, 빠르게도(영활), 강하게도 할 수 있다. 이렇게 되면 붕경이 이루어졌다 할 수 있다.

붕은 랄(리)을 포함하고 있고 랄은 제를 포함하고 있고 제는 안을 포함하고 있으며 붕경, 제경은 순세(유리한)이고 랄경, 안경은 배세(불리한)이다.

붕경은 상대를 완전하게 파악하고 장악하는 경을 말한다.

2019. 12. 27.

43. 태극권의 음양

태극권의 음양은 아래로는 좌우 발이 허와 실로 번갈아가며 음양을 만들어 주며, 위로는 왼손과 오른손이 음양으로 나뉘며, 가운데로는 몸통이 음양으로 나누어지며, 세부적으로 단수의 팔에서도 음양의 변화가 있어야 한다.

수법의 음양 변화라 하면 손의 출발점의 모양, 끝나는 지점의 모양과 반대 방향이어야 하며 손 또한 자전하여야 한다. 그래야만 붕경을 효율적으로 수행하여 자전축의 지름만큼 거리를 만들어낼 수 있다.

2019. 12. 18.

44. 송의 장점

송은 상대가 전사경이나 붕경으로 뚫고 들어오는 힘을 약하게 또는 허망하게 만드는 최고의 묘수이다. 인과의 관계에서 점점 연수할 때 반드시 송해야만 상대의 공경을 무산시킬 수 있다. 더하지도 덜하지도 않은 中을 유지해야만 가장 좋은 상태라 할 수 있을 것이다.

2019. 12. 16.

45. 붕경은

붕경은 손끝으로 의식을 보내는 단계에서 손끝을 뚫고 의식을 멀리 보내는 단계를 넘어야만 상대를 접할 때 충돌이 생기지 않고 자연스럽게 화경을 할 수 있다.

이는 상대가 나의 중심을 알아차리지 못하게 하고 상대를 꼼짝 못하게 하는 붕경을 이야기하는 것이다. 붕경이 이루어지면 상대가 한 걸음 앞으로 다가올 수도, 도망칠 수도 없다.

2019. 12. 16.

46. 기운도

氣운이 가득차야 비로소 작용을 시작하고 그릇도 비워야 새로운 것을 채울 수 있다.

장작에 불이 붙으려면 불씨가 제대로 살아나야 비로소 나무를 태우듯 몸의 기운 또한 불이 붙듯이 되면 그 후론 기운이 사방으로 소통하게 된다.

그 가득함은 그릇이 작아서요, 작용을 하지 않음은 기운이 그득하지 않아서이니, 그릇은 작으면 비우고 새로운 좋은 것들로 채우고, 그 또한 작으면 그릇을 키워야 많은 것들을 담을 수 있다. 하늘은 넓고 마음 또한 그러하거늘, 운기는 기운이 충분히 넘쳐야 비로소 그 역할을 제대로 할 수 있다.

양생(건강)이나 무술로도 물이 100도가 되어서 끓어 넘치듯 그 전에도 이미 작용을 하고 있지만 그때가 되어야만 작동을 제대로 하는 듯 보인다.

2019. 10. 15.

47. 단전을 보아라

단전을 응시하면 단전이 보인다.

단전을 의식하면 단전이 작용을 한다. 천천히 움직임을 가지게 되고 시간이 갈수록 그 움직임의 폭이 커져가는 것을 느낄 수 있을 것이다.

그 움직임이 자율신경에 새 바람을 불어 넣어 장부를 맑게 해줄 것이다.

그 생동감 있는 움직임 본체를 보려면 단전을 응시하라. 자율신경계에 내 생각을 집중하여 그 생명력을 키워 나아간다.

2019. 8. 8.

48. 마음 열어 태극을 보다

무언가 말하고자 할 때 본인의 이야기를 전달하고 가르쳐 주기를 원하면 그 또한 욕심이고, 안타까워 이야기해주면 그것은 깨우침을 주기 위한 것이다.

마음을 열고 소리를 들어 알아차려 그 길이 양생의 도에 가까우면 그 또한 길이고 마음을 깨우면 진리에 한 걸음 다가서는 것이다. 지혜를 밝혀 진리의 창으로 태극의 길을 걸어가기를 바란다.

2019. 5. 1.

49. 태극권과 명상

태극권과 최면명상, 태극권과 소리명상이 합일한다.

명상의 핵심은 생각을 비워내는 것이다. 자기최면을 통하여 하나에 일념하는 것이 곧 집중명상이다.

사람에게는 오만가지 생각이 일어나고 사라진다. 그 생각으로부터 자유로워져야 한다. 생각이 많으면 그 생각이란 놈이 꼬리를 물어 쉴 수 없게 만들어 버린다. 그 생각이 사라지면 본연의 자기 자리를 바라볼 수 있는 것이다.

그릇을 비워야 새로운 것을 담을 수 있듯이 생각을 비워야 새로운 것들로 채워지는 것이다. 생각이 몸과 마음을 지배해 버리면 더 이상 깊이 있는 나를 바라볼 수 없다. 물이 맑아야 깊이 볼 수 있듯이 생각이라는 흙탕물이 앞을 가려 버린다.

태극권을 수련함에 있어서도 생각이 계속 올라와 처음에는 그것을 쉽게 떨쳐버리기 쉽지 않다. 태극권이 좋아지려면 동작에 집중하든, 호흡에 집중하든, 기에 집중하든, 마음에 집중하든 하나에 집중해야만 몰입도가 좋아지고 태극권에 더 깊이 다가설 수 있는 것이다.

명상이나 최면이나 태극권이 같다.

2019. 4. 8.

50. 지극히 부드러운 것이

지극히 부드러운 것이 강한 것이다. 강함이 지극해지면 그 안에서 부드러움이 배어나와 강중유가 되며 그 부드러움이 지극해지면 강이 생성되어 그 안에서 태극이 만들어진다.

낙숫물이 바위를 뚫듯이 그 부드러움이 강함을 제압한다.

2019. 1. 8.

51. 기침단전이란

기침단전이란 무엇을 말할까? 화기기가 상기되지 않고 의식이 편안한 상태를 말한다. 기침단전을 하는 이유는 첫 번째는 건강한 신체를 유지하기 위함이고, 두 번째는 무술적인 힘을 잘 사용하기 위함이며, 세 번째는 내면의 세계를 바라보기 위함이다.

첫 번째로 건강을 유지하기 위해 기침단전을 하는 것은 태극권에서 하체 자세를 낮추기 때문에 기본적으로 기침단전이 자동적으로 이루어지게 되어 있다. 단, 힘이 들어도 적당한 상태의 낮은 자세를 유지해야 한다.

두 번째로 무술적인 힘을 사용하기 위해서는 기침단전에서 그 의식을 양발로 내리며 그 양발의 의식을 뿌리를 심어 지면까지 내려준다. 그 뿌리가 내려지면 내려진 만큼 힘이 발출되게 되어 있다.

세 번째로 단전을 통해 내면세계를 바라보며 궁극적인 곳을 향해 한걸음씩 나아갈 수 있다.

단전을 사용하는 법에는 단전내전(단전회전법)을 사용하며 신체가 베어링과 같은 역할을 하게 하며 또한 강력한 기어에 힘을 전달하는 체계를 만들어 주듯이 한다. 이 또한 음양을 말한다. 부드러운 화경과 강한 발경이 조화를 이룬다.

2018. 12. 22.

52. 기본공이란

우리는 모든 공부를 하면서 가장 기본이 되는 기초가 가장 근본(根本)임을 잊지 말아야 할 것이다. 늘상 높은 곳의 무언가를 찾으려 하지 말고 가장 낮은 곳에서 찾아야 한다.

'항상 쉽게 생각하여 어려운 것을 얻고 항상 간단하게 생각하여 복잡한 것을 안다'는 말이 있다.

위 말처럼 쉬운 기본공에 정수가 있음을 잊지 말아야 할 것이다. 건강 또한 무언가 신비스러운 것에서 구하지 말아야 한다.

내가 생각하고 행하면 그뿐이다.

2018. 11. 19.

53. 태극권에서 호흡

태극권에서 호흡은 기본적으로 자연스럽게 숨 쉬는 것을 기본으로 한다. 들이마신 만큼 내뱉고 내뱉은 만큼 들이마시는 것을 말한다.

여러 가지 호흡 수련들에 있어 인위적으로 호흡을 조절하면 호흡에 이상이 생길 수 있다.

첫 번째는 호흡을 바라보는 단계, 들어오는 숨과 나아가는 숨을 관찰하는 것이다.

두 번째는 내쉬는 숨을 길게 내뱉어주는 것(비움의 단계)으로 심리적, 신체적 안정을 가져다 준다.

세 번째는 들숨과 날숨이 좋아지는 단계(잘 비워낸 만큼 채워지고 잘 채운 만큼 비운다)이다.

신체적으로 본인이 감당할 수 없는 호흡을 하게 되면 호흡에 이상이 생길 수 있다. 지도자나 학습자가 욕심을 부리면 안 된다. 그릇 크기만큼만 행위를 하여야 한다.

태극권은 느린 동작을 통하여 호흡을 좋아지게 하는 최고급 수련이지 숨쉬기를 통하여 호흡을 좋아지게 하는 수련이 아니다.

이후 공력을 발휘하기 위하여 역 복식호흡을 사용한다. 이것은 전문인의 도움을 받지 않으면 몸과 마음이 고생을 할 수 있다.

2018. 11. 10.

54. 精, 氣, 神

태극권에서 말하는 정(精), 기(氣), 신(神)은 무엇일까?

장부와의 관계에서 신은 심장을 말하며, 기는 폐를 말하며, 정은 신장을 말한다.

정은 선천적 정, 혹은 후천적으로 음식물이나 자연 공기에 의해 얻어지고 정화되어 사람의 신체활동을 유지시켜주는 원동력을 말한다(혈액, 침, 정액, 관절을 유지시켜주는 물질 등). 인체의 자율신경계나 오장육부 기능을 원활하게 해주는 것을 말한다.

기는 정과 신을 길러주는 매개체로써 자연에서 얻어지는 공기를 말한다. 기는 인체 표면(외부)에 흐르는 기, 장기 등에 흐르는 기, 피부나 세포에 흐르는 기, 뼈 속에 흐르는 기 등으로 나눌 수 있다. 생각작용 또는 의식작용을 말하는 것이다.

신은 심장으로부터 일어나는 마음작용을 이야기하며 그 마음을 키워 나가는 것을 말한다. 마음작용은 뇌에서 마음을 편안하게 해주는 물질이 만들어져서 신경이나 세포를 열어주는 것을 말한다.

이 정기신 작용은 서로 상호 유기적인 관계를 가지고 있다.

황제내경에서 말하기를 최고의 명약은 정, 기, 신이라 한다. 정, 기, 신을 잘 배양하면 건강한 삶을 살 수 있는 최고의 명약이라 할 수 있다.

2018. 10. 14.

55. 잠자고 나니 목이 아프다

왜 목이 아플까? 잠을 잘못 자서 목이 아파 사용하기 힘든 일을 누구든 한두 번쯤은 겪어 보았을 것이다. 잠자는 자세가 불량해서 목이 아프다는 이야기는 틀린 이야기는 아니지만 결과만 보고 이야기하는 것이다. 과정의 문제를 논해 보면, 몸이 피로해져서 오는 경우가 대부분이다. 몸을 과하게 사용하였다든지, 음주를 많이 하여 간(肝)에 무리가 가서 간(肝)이 제 역할을 하지 못하여 일어나는 현상이라고 볼 수 있다. 간은 근육이나 인대를 유지, 보수하는 역할을 하는데 간이 피로하면 그 역할을 제대로 하지 못하여 근육이나 인대 중 가장 약한 곳에서 잡아주지 못하는 상황이 생긴다. 그래서 경추(목), 흉추(등), 요추(허리), 무릎관절, 발목 등에서 이런 현상이 나타난다. 그 중 하나가 바로 목인 것이다.

목이 아픈 것을 좋아지게 하는 방법은 무엇일까. 그것은 간(肝)이 피곤하지 않게 해주는 것이다. 음주를 자주 하는 사람은 금주를 해야 하고, 피로가 누적된 사람은 충분한 휴식을 취하면 좋아진다. 그래서 수면을 충분히 하라고 권하고 싶다.

권유에 따라 행하신 분들이 충분한 수면과 휴식 그리고 금주로 빠른 회복이 되었다고 이야기한다.

2018. 9. 20.

56. 단수제경 연습 시

단수제경 연습 시 본인의 중심을 잘 유지하기 위해서는 하침을 신경 써야 한다. 하침을 신경 쓰는 이유는 상대보다 중심점을 낮추기 위한 것이고 자기의 중심을 잘 잡기 위한 것이다. 태극권 추수 시 하침을 기본으로 하는 경우와 완전한 송의 상태를 유지하는 것은 음양의 조합이다.

2018. 9. 19.

57. 태극권 배움의 발전 방향

오차가 나지 않게 선생으로부터 정확하게 배움을 모방하고 다 터득하고 난 후 그 이상 넘어서지 않으면 그냥 배운 것을 모방하는 수준에 머물고 만다. 그러기에 배움은 더 이상 가르칠게 없다는 스승으로부터 전언을 듣고 그 이후에 자신이 생각하는 하나를 더하는 것이 상승 공부이다. 어리석은 이는 혼자 생각으로 스승의 공부를 넘어섰다고 생각하는데 이것이 잘못된 생각이다. 대부분의 學生은 스스로 넘어섰다는 생각을 많이 한다.

2018. 9. 4.

58. 태극권과 매일매일 성실히 함께하는 벗

태극권을 매일매일 성실히 함께하는 것, 그것이 태극권을 잘 할 수 있는 비결의 원천이다. 그리고 있는 그대로 모방하는 것, 왜 그렇게 하는지 알아차리는 것, 절실하게 생각하고 노력하면 얻어지는 것이다.

구하라, 그리하면 얻어질 것이다(물어본다. 묻지 않는데 답이 나올 리는 만무하다).

징기스칸은 글을 몰랐지만 남의 말에 귀를 기울일 줄 알아 제국을 건설하였다 한다.

2018. 9. 3.

59. 태극권에서 인식하는 공간(空間)

태극권은 허공(공간)이 텅 비어있어, 없다고 생각되어지는 우주물질인 공(空)에 대하여 인식하는 공부 중의 하나이다.

이 물질의 인식은, 수련을 점차적으로 하면서 느끼고 공유할 수 있어야 태극권에서 말하는 점(点), 수(隨)에 대하여 인식이 더욱 확실해지는 것이다. 공은 없다는 의미보다는 무한한 확장을 이야기하고 있다. 눈에 보이지 않는 허공을 교감하는 하나의 공부이다. 눈에 보이지 않는 음(陰)인 공간, 감각으로 인식할 수 있는 물질인 양(陽)의 공간을 찾는 공부(功夫) 중 하나이다.

2018. 8. 22.

60. 태극권 양생의 정점

　몸을 바르게 하고, 마음을 바르게 하고, 호흡을 좋아지게 하고, 공력을 키워가는 것이 養生의 道이다.
　이는 지천명으로 천수를 다할 수 있는 길인 것이다.

2018. 8. 21.

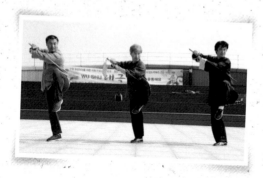

강대영/김용제/양성찬

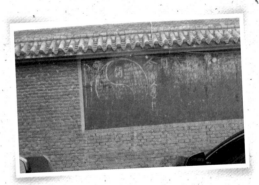

왕점군 태극권무술학교에서 1

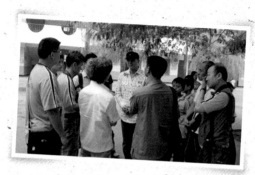

왕점군 태극권무술학교에서 2

☯ [2] ☯
2016年 4月 ~ 2018年 7月

61. 붕경 속에서 허실

붕경 속에서 변전허실은 음이 극에 다다르면 양으로 전환되고 양이 극에 다다르면 음으로 전환된다. 즉 밀어내어지고 있는 힘이 작용하다 극점에서 당겨지는 힘으로 전환되고, 당겨지는 힘이 극에 다다르면 밀어내어지는 힘이 작용하여 상대가 알아차리기 매우 힘들다. 이는 붕경이 작용하고 있을 때 가능한 변전허실이다.

2018. 7. 5.

62. 태극권의 호흡과 신체의 영향

태극권에서 호흡은 자연 호흡을 기본으로 한다.

호흡이 신체에 주는 긍정적인 효과는 들숨(들이마시는 숨)과 날숨(내쉬는 숨)의 조절로 인하여 이루어진다.

내쉬는 숨을 길게 하면 부교감신경의 기능을 높이는 것이다.

들이쉬는 숨을 길게 하면 교감신경의 기능이 높아진다.

태극권으로 공력을 발휘하려면 역 복식호흡을 사용해야 하며, 신체의 휴식을 위해서는 날숨을 길게 하는 것이 효과적이다.

2018. 6. 22.

63. 태극권의 힘의 방향키

태극권의 힘의 방향키는 무엇을 말하는가 하면, 상대로부터 들어오는 힘을 어느 방향으로 물꼬를 터서 흘려보낼 것인가에 달려 있다. 상대로부터 오는 힘을 상대에게 돌려보내는 형태와 상대로부터 오는 힘을 순응하여 흘려보내는 형태, 그리고 제3의 방향으로 흘려보내는 형태 등이 있다. 발의 형태에 따라 변형되는 힘의 원리가 있지만, 손으로 들어오는 힘의 원리를 논하자면 손끝이 상대에게 제어되었을 때는 반드시 빠져나와야 한다. 손목이 제어되었을 경우는 손끝(장법)을 이용하여 변화를 꾀할 수 있으며, 팔꿈치가 제어되었을 때는 과 또는 손끝을 이용하여 변화를 꾀할 수 있으며, 어깨가 제어되었을 때는 과를 통하여 전환을 꾀할 수 있다. 허리나 과를 제어되었을 때는 무릎을 이용하여 전환을 꾀할 수 있다. 태극권의 쓰임을 한 소절 글로 전한다는 것은 참으로 어려운 일이다.

2018. 6. 21.

64. 호흡, 몸, 마음

숨 쉬는 것을 잘 하고, 몸을 바르게 잘 양성하고, 마음을 잘 운영한다. 조식, 조신, 조심 중에 가장 큰 공부가 조심이며 마음을 기르는 것이다.

2018. 6. 14.

65. 태극권에서 동작과 동작의 연결은

태극권에서 동작과 동작의 연결은 끊어짐이 없이 연결되어야 한다.

발경을 사용하든, 동작이 머무르고 있든 다음 동작으로 연결되기 전까지는 의식은 계속 공격한 방향으로 보내져야 하고, 그 의식을 끌고 와서 다음 동작으로 이어져야 한다.

예를 들어 참장의 정지 동작에서 의식은 계속 돌고 돌아 태극을 내적으로 유지하여 하며, 경을 사용한 이후에도 그쪽 방향으로 계속 향하고, 정지하고 있어도 계속 의식을 그 방향으로 보낸다.

2018. 5. 30.

66. 태극권의 하침(下沈)

태극권에서 하침(下沈)은 뿌리가 내려지는 것을 말한다.

뿌리가 내려지는 것은, 내려진 만큼의 힘이 역으로 상붕(上掤)하는 것을 말하며 태극권의 역 복식호흡이 기반이 되어야 한다.

하침을 이해하지 못하면 붕경을 논할 수 없으며, 전사경도 말할 수 없다. 또한 허령정경의 근본이 되는 것이 바로 하침(下沈)이다.

2018. 3. 23.

67. 봄 지기

地氣가 자연의 순리를 따라 오르고 그 천기를 순응하여 사람이 자연에서 받을 수 있다는 것은 큰 축복이 아닐 수 없다. 봄 지기가 대지를 뚫고 스멀스멀 솟아오르니 그 또한 취하지 아니할 수 없다. 지기를 알고, 천기를 알고, 사람을 알아가는 것이 태극을 알아가는 것 아닐까?

2018. 3. 15.

68. 태극권 수련자의 마음

안과 밖으로 향하는 생각과 마음이 같아야 음양의 조화가 잘 이루어진다. 마음은 담는 그릇만큼 담을 수 있고 더 이상은 담을 수가 없다.

남의 말에 귀를 기울인다는 것은, 좋은 것을 받아들일 준비가 되어 있다는 것이다. 또한 안 좋은 것을 판별하고 새롭게 자기만의 방식으로 정리하여 받아들인다는 것이다. 이 또한 태극인 음양의 이치에 부합하는 것이다.

그릇의 크기와 모양, 질 또한 자신이 결정하는 것이다. 功夫를 키우기 위해서는 자신이 변화해야 한다.

2018. 2. 2.

69. 붕경 속에서

붕경 속에서 음양이 있어야 한다.

접촉면이 붕경을 유지하고 상대와의 신체 끝 선에서 음(끌어당김)이 극에 다다르면 양이 되어 밀어내어지고, 밀어내어짐이 극에 다다르면 끌어당김으로 바뀌게 되는데, 이로써 상대가 당겨주고 있는지 밀어내고 있는지 알 수가 없는 신묘한 상태, 즉 진공묘유(眞空妙有)가 일어난다.

2018. 1. 29.

70. 공전과 자전

태극권은 공전과 자전을 활용한 음양의 힘 역학이다. 이를 신체에 대입하여 정밀하게 찾아 들어간다.

2018. 1. 27.

71. 태극권 수련을 통하여 얻을 수 있는 것들은 무엇이 있는가

건강 양생법, 무술, 기공, 명상, 수행 등 자기가 얻고자 하는 방편들을 얻을 수 있다.

2018. 1. 25.

72. 태극권은 나선원리를 사용하는 무술 수련이다

　태극권의 힘을 효율적으로 사용하기 위하여 사용하는 힘은 전사경 원리와 기어 작용의 원리, 그리고 지렛대의 원리를 사용한다. 이는 작은 힘(연약한 사람)이 능히 크고 힘센 사람을 제어할 수 있는 호신 무술이며 물리적 현상이다.

2018. 1. 23.

73. 기(氣)는 무엇으로 움직이는가

　태극권 체용전서에서 의기상련(意氣相連)이라 하여 기를 움직이는 것이 의식이다. 의식을 집중하여 기(氣)를 통하게 한다. 기(氣)가 소통하는 곳에 혈(血)이 통한다. 호흡은 기를 운행하게 돕는 역할을 한다. 태극권은 최고의 건강 운동이며 호신 무술이다.

2018. 1. 20.

74. 기(氣)는 실재하는가

　우리가 말하는 기(氣)는 즉 에너지를 말한다. 기(氣)는 생명체가 가지고 있는 에너지의 많고 적음과 상하고 약함일 뿐이다. 기(氣)가 희(약)해 실재하지 않는 것처럼 느낄 수 있으나 생명체에 모두 존재한다. 기(氣)의 느낌은 손발이 따뜻해지며, 짜릿하기도 하며, 허공에 압력, 자력과 같은 느낌을 느낄 수 있다.

혈(血)은 영(營)으로 인체의 영향을 조절한다.

기(氣)는 위(衛)로 인체 각 기관의 보호 작용을 한다.

기(氣)의 종류에는 진기(眞氣 : 경락을 따라 흐르는 기), 영기(營氣 : 혈액과 같이 혈관 중에 흐르는 기), 위기(衛氣 : 혈관 밖으로 흐르는 기), 종기(宗氣 : 흉중(胸中)에 축적된 기), 정기(精氣 : 태어날 때 부모로부터 물려받은 선천 기)가 있다.

기(氣)의 작용은 동력작용, 온난작용, 방어작용, 고섭작용, 기화작용이 있다.

① 동력작용 : 인체의 생장발육, 각 장부와 경락의 생리, 화학적 작용을 주관한다. 혈액순환, 수액운행 등을 기가 추진한다. 기가 허하면 촉진작용이 감퇴되어 생장발육이 늦어지고 각 장부와 경락기능이 감퇴된다.

② 온난작용 : 정상 체온을 유지해주며 각 기관 체온조절 등이 기에 의해 이루어진다. 기가 약해지면 온난작용이 정상적으로 이루어지지 못하며 신체의 각 부위가 한냉해지고 사지가 냉해지는 현상 등이 나타난다.

③ 방어작용 : 신체를 호위하며 외사(병원균)의 침입을 막는다. 황제내경소문(병열론)에 보면 사(邪)가 모인 곳에 기(氣)가 허하다고 한다.

④ 고섭작용 : 기의 성력작용이며 혈액, 땀, 소변, 정액 등으로 나타난다.

⑤ 기화작용 : 정(情), 기(氣), 진(津), 혈(血)의 상호교환 작용을 기화작용이라고 한다. 기는 인체의 생명 활동을 유지하는 기본 요소로 기화에 의해 장부 각 부위 생리적 기능을 조절한다.

2018. 1. 15.

75. 태극권의 함흉발배가 척추를 건강하게 한다

체형을 바꿔주는 것이 태극권의 함흉발배(含胸拔背)이다.

함흉발배는 가슴을 살짝 움츠리며 등을 내밀어 C자형 체형을 정상 체형으로 만들어준다. 일반적으로 가슴을 과도하게 내밀어 체형이 변화한 경우를 많이 볼 수 있다. 당당하게 보여야 한다는 의미에서 가슴을 펼 것을 요구하였다. 과도하게 가슴을 펼치다 보니 척추 후만증 원인이 되어 버린 것이다.

바른 자세에서 바르고 큰 힘을 사용할 수 있는데 우리가 무거운 물건을 들거나 큰 힘을 사용할 때 가슴을 내밀게 되면 척추에 부담을 주어 힘을 크게 쓸 수가 없다. 그러나 태극권에서처럼 가슴을 움츠리고 등을 살짝 내민 상태로 힘을 쓰거나 물건을 들게 되면 척추의 부담을 줄일 수 있다. 바른 자세가 척추 건강에도 도움이 되며 바른 힘을 사용할 수 있다. 기혈(氣血)순환이 몸의 활력을 불어넣는다.

태극권 수련으로 혈액순환을 촉진하여 손발을 따뜻하게 한다.

2018. 1. 13.

76. 체형을 바르게 해준다

현대인들의 체형 밸런스가 깨어진 첫 번째 이유는 골반의 균형이 무너져서이다. 골반의 균형이 깨지는 이유는 바르지 않은 자세의 생활 습관과 걸음걸이가 올바르지 못한 데서 비롯된다(과도한 관절 사용, 근육의 경직 등). 골반의 균형이 깨어지면 측만증이나 후만증이 발생하여 척추에 부담을 주어 척추 관련 질환을 유발하기 쉽다. 태극권은 이러한 몸의 문제들을 개선할 수 있는 좋은 운동요법이다. 예를 들어 후만증이 생기는 주요 원인은 요즘 사람들이 가슴을 너무 많이 내밀어 흉추부터 C자형 체형으로 변하는 것이다. 이는 척추에 부담을 줄수밖에 없다.

2018. 1. 10.

77. 관절의 부담을 줄여준다

태극권은 몸의 관절과 관절 사이 간극을 유지할 수 있게 만들어주는 운동으로 관절의 가동범위를 넓혀주는 동시에 인대를 강화하고 근육량을 늘려 관절을 보호하는 역할을 하므로 관절이 편안해지는 조건을 만들어준다.

2018. 1. 5.

78. 태극권 호흡법

태극권에서의 호흡법은 자연 호흡을 지향해야 한다. 태극권은 호흡을 통해 호흡량을 키워가는 수련법이 아니라 느린 행위를 통하여 시간이 지나면서 호흡량이 자연스레 좋아지게 되는 아주 뛰어난 수련법이다. 만일 수련자가 오랜 시간 태극권을 수련하였다면 당연히 역 복식호흡을 할 것이다. 물리적인 힘을 잘 사용하려면 역 복식호흡을 해야 한다. 일반적으로 건강을 위해 수련하게 되면 태극권의 느린 동작 수련으로 자연 호흡의 증진 정도로 건강한 몸을 유지할 수 있다. 체형 교정에 효과가 있고 관절을 좋아지게 하는 생활운동인 태극권은 신체를 이완시키며 근육과 인대를 강화하는 운동이다.

2018. 1. 3.

79. 건강태극권 발전시킨 유래

진씨 14대 진장흥 선생이 약방을 운영하였는데, 경제적으로 어려운 사람들을 위해 운동처방을 하였다. 그런데 질병 치료에 효과가 탁월하여 그 이후 건강 운동으로 적극 도입하게 되었다.

2017. 12. 22.

80. 태극권의 세계는

태극권을 공부하면서 마음가짐(心法)은 수련에 있어서 가장 중요한 척도이며 성취의 기틀이다. 공부함에 있어 안다고 생각하는 것은 아직 모른 것이요, 아직 모른다고 생각하는 것은 조금 아는 것이다. 보통 사람들은 그릇이 적기 때문에 금방 채워져 금세 차 버리기 때문에 알고 있다고 생각하는 것이고, 아직 모른다고 생각하는 사람은 그릇이 크기에 조금밖에 채워져 있지 않기 때문에 모른다고 하는 것이다. 자신이 태극권에 대하여 알고 있다고 생각하는 사람은 그릇이 작거나 자만의 소치일 뿐 그 어느 것도 아니다. 그릇이 작으면 자꾸 비워내고 새로운 것을 채워야 하고, 그릇을 키워 나아가야만 더 큰 성장을 가질 수 있다. 알고 있는 만큼만 보고 느낄 뿐, 생각이 커지고 마음이 넓어지고 자만심도 사라지고…

2017. 12. 20.

81. 태극권과 유교의 기본적인 목표

격물(格物) : 물질의 욕망을 끊고,

치지(致知) : 깨달음을 얻고,

성의(誠意) : 뜻을 정성스럽게 하고,

정심(正心) : 마음을 바르게 하고,

수신(修身) : 자기 단련을 개발하고,

제가(濟家) : 조화로운 가정을 갖고,

치국(治國) : 나라를 다스리고,

평천하(平天下) : 세계 평화를 조장하는 것

격물치지, 성의정심, 수신제가, 치국평천하.

이렇게 궁극적인 태극권의 수련 방향성과 유교의 이념이 일치하는 바가 많아 생각을 하게 한다.

2017. 9. 22.

82. 태극권을 연마하면 몸과 마음은 어떻게 합일이 되나

怎樣練到太極拳的身心合一呢?

(태극권을 연마하면 몸과 마음이 어떻게 합일되나요?)

先看心 后在身 : 먼저 마음을 살피고 그 다음으로 몸을 살피고,

先在身 后在心 : 먼저 몸을 수련한 후에 마음을 세울 수 있고,

先在心 后在身 : 그 후에 마음이 바르게 서고 몸이 바로 서서

身心合一 : 몸과 마음이 하나가 된다.

2017. 9. 3.

83. 태극권 공부의 마음

태극권 공부는 마음가짐에 대하여 생각을 이끌어내고 맑아지는 공부이다. 정신이 맑아지고, 신체가 맑아지고, 마음이 맑아지고, 더불어 주의가 맑아지는 그런 공부법이다. 이러한 맑아짐이 어느 정도 이루어지면 밝아지는 공부로 더 크게 가야 한다. 맑아지는 공부만을 추구하게 되면 한계가 금세 나타나 한계점에 도달하게 된다.

큰 공부를 위해서는 맑아지는 공부를 넘어서 밝아지는 공부를 해야 한다.

태극권은 모든 이를 이롭게 하며 밝아지는 그런 수련 공부법이다.

2017. 8. 30.

84. 태극권 수련의 마음가짐

태극권 수련의 정신적인 건강 측면에서 마음가짐이 중요한 역할을 한다.

옛날 말에 '마음먹은 대로 된다'는 말이 있다. 우리가 어떤 마음을 가지고 결과물을 예측하게 되면 그런 결과물의 결론으로 도달하게

되어 있다. 생각은 하나의 에너지로, 긍정적인 생각에 집중하여 그 방향을 설정하고 노력하면 그 결과물을 얻게 된다. 생각을 잘 하고 말이 씨가 되게 긍정적인 언어를 사용하고 그것이 고착되어 마음으로 굳어지면 결과는 그렇게 굳어진 마음의 산물을 만들어 낼 것이다.

2017. 8. 20.

85. 태극권의 근원

가지는 뿌리를 근원으로 삼아 성장, 발하며 뿌리는 가지를 벗삼아 그것으로 의미를 찾는다.

선명함은 희미한 흔적으로부터 시작하고 희미함은 선명함을 찾는 모태가 된다.

과거는 미래를 삼는 거울이 되고 미래는 과거의 산물로 만들어가는 창조물이 된다.

무는 유의 산물이며 유는 무로 돌아간다.

모든 것은 텅 비어 있으며, 텅 비워져 있으면 채워갈 수 있음을 의미 한다.

무한한 확장의 근원은 한 점으로부터 시작되고, 한 점은 무한 세계를 열어가는 모태가 된다.

몸 공부는 마음으로부터 시작하며 마음공부는 몸으로부터 시작된다.

태극의 세계는 이와 같이 음양의 대소에 의하여 태극 확장의 세계를 만들어간다.

2017. 7. 29.

86. 붕리제안 수인진(須認眞), 상하상수 인난진(人難進)

　붕리제안은 반드시 바르게 알아야 한다. 상하상수가 되면 상대가 들어오기 어렵다는 말이다.

　상하상수가 이루어지면 상대가 들어오기도 어렵고, 상대가 빠져나가는 것도 어렵다. 이 상태를 상하상수가 되었다고 본다.

　또한 붕, 리, 제, 안에서 붕은 상대에게 너무 가까이 가도 안 되며 리는 상대가 자신의 몸에 오지 않게 해야 한다는 것이다. 안과 제는 축경해야 하며 중정을 잘 지켜야 한다.

　상대와 나와의 거리가 너무 가까우면 힘의 원리가 바뀌어 버리기 때문이다. 붕으로 공격하면 리경으로 방어하여 상대를 제어할 수 있기 때문에 함정에 빠지지 않을 정도의 상황에서 붕을 해야 한다. 리경 또한 상대의 공격을 리경으로 제어할 때 본인의 신체에 너무 가까이 오면 고경 등으로 반격을 당하기 쉬우므로 상대가 몸에 가까이 오지 못하게 해야 한다.

　상하상수는 상대와 붕경을 잘 유지하여 언제나 공수가 가능한 상태를 상하상수가 되어 있는 조화로운 상태라 말한다.

2017. 6. 2.

87. 상하상수(上下相隨)

　상하상수(上下相隨)의 또 다른 의미는 左虛이면 右가 實이, 右虛이면 左가 實이 되게 변화되면서 보(步)를 따라 상체가 하체를 따르는 것이다.

2017. 5. 11.

88. 태극권과 호흡

호흡이 길면 생명이 길고, 호흡이 짧으면 생명 또한 짧으며, 호흡이 없으면 생명 또한 없는 것이다.

호흡이 태극권에 중요한 역할을 한다. 태극권은 호흡을 통하여 호흡을 늘려 나아가는 것이 아니라 느린 동작을 통하여 호흡이 좋아지는 것이다.

느린 동작을 계속하여 수련하게 되면, 그 동작들이 완성되기 위하여 자연스럽게 호흡이 좋아진다.

2017. 5. 4.

89. 붕경

붕경은 상대로부터 발출되어 나오는 힘의 질량을 알아차림, 그리고 나로부터 확장되는 힘을 붕경이라 표현한다.

2017. 5. 1.

90. 기, 혈 순환이 척추 질환을 개선한다

변비가 척추의 디스크 질환까지 유발한다. 그 이유는 변비는 대장(大腸)의 기능이 약한 상태로 상대적으로 대장 기능을 지배하는 경락인 대장경(大腸經)이 약화되기 때문이다. 대장경은 팔 부위를 흐르고 있지만, 유혈은 척추에 있는 4번, 5번 요추 사이의 양쪽에 위치하고 있다. 유혈은 사기(邪氣)를 받아들이는 자리이다. 변비는 대장 부위의 이상이며, 대장경과 관계가 있고 유혈인 대장유와 관계가 있다. 대장유가 나빠지면 대장유 중앙에 있는 척추 4, 5번 사이가 나빠지면서 그곳의 균형을 잃어 연골이 튀어나오거나 신경을 압박하는 디스크 질환인 것이다. 그리고 냉, 대하증상 또한 요통을 유발하는 주요 원인으로 꼽는다.

경락의 기혈순환을 잘 해주면 요통이 완화되거나 개선된다. 태극권이 아랫배를 따뜻하게 하고 기혈순환에 효과적이라는 것은 이미 의학적으로 많은 검증이 이루어졌다.

2017. 4. 21.

91. 태극권의 양이 극에 달하면

태극권의 양이 극에 달하면 음으로 바뀌고, 태극권의 음이 극에 달하면 양으로 변한다.

물리적인 작용으로 풀이한다면 주먹이나 장(掌)을 밀었을 때 정점에 다다르면 다시 거둬들일 수밖에 없는 것이다. 또한 끌어들였을 때는 다시 나아갈 수밖에 없다. 변화하는 점이 극에 해당하는 것이다.

내부적인 작용들은 직선일 때, 원운동일 때, 전사를 사용하였을 때 극점의 변화를 잘 알아야 상대인 적을 진공묘유(眞空妙有)로 알아낼 수 있다.

2017. 2. 16.

92. 태극권과 평행우주론

빅뱅 이전은 무극이며 빅뱅으로 태극이 만들어짐을 이야기한다.

현 우주는 음과 양으로 양분되며 그 양분의 세분화를 알아가는 과정인 음, 양 안에 음양이 무수히 나누어진다. 그것들을 공부하는 것이 태극권을 잘 알아가는 것이다. 생각하는 음양을 만들며 오늘을 시작한다.

2017. 2. 15.

93. 태극권의 근원

태극권은 역사적으로 적으로부터 나를 보호하기 위하여 시작된 무술이다. 나보다 강하거나 빠른 적을 상대하여 자신을 지켜낼 수가 없기 때문이다. 그리하여 생각해낸 가장 큰 방법이 허무유약이다. 가장 약하지만 통하지 않는 것이 없는 水, 氣를 찾았을 것이다.

물과 기의 역할을 태극권에 대입하여 그 유약함 속에서 거대함을 찾은 것이다. 태극권은 하나의 건강 무술이다. 하지만 그 전에 자신을 보호하기 위한 무술이다. 그러기 때문에 400년 이상 문파를 지키고 유지해 온 것이다. 그 무술이라는 관점을 잘 찾게 된다면 태극권을 이해하는 데 한층 도움이 될 것이다. 왜냐하면 建身을 하지 않고는 무술로써 능력을 잘 발휘할 수 없기 때문이다. 각자의 영향에 따라 운신하고, 건신하고, 건강하고, 고강한 자신을 만들 수 있을 것이다.

2017. 2. 1.

94. 수준 높은 태극권 공부를 하려면

태극권을 공부할 때 알아야 할 필수조건은 다음과 같다.

첫째, 태극권 접근법이다. 의식운동(감각 훈련)에 절대적 지향점을 두어야 한다.

둘째, 힘 역학을 잘 알아야 한다. 전사법, 기어 원리, 지렛대 원리, 자전과 공전의 원리 등이다.

셋째, 신체의 구조원리, 생리, 몸에 대하여 충분히 알아야 한다.

넷째, 체용(體用)을 알아야 한다. 몸을 만들고 사용함에 대하여 알아야 한다.

다섯째, 공력을 증진시켜야 한다. 내관을 만들고 탄두경을 만들어야 한다(내관, 탄두경은 공력의 비례를 말하며, 이를 형성하는 방법은 고도의 정제된 훈련 속에 내포되어 있다).

2016. 11. 9.

95. 허무유약(虛無柔弱)

기(氣)와 물(水)은 세상에서 가장 유약한 것이지만, 그것은 들어가지 않는 곳도 없고, 나올 수 없는 곳이 없는 것이다.

허무유약(虛無柔弱)한 것이지만 통하지 않는 곳이 없고 다다를 수 없는 곳이 없다.

기(氣)를 운행하는 태극권은 전신에 영향을 끼치지 않는 곳이 없는 적지만 가장 큰 에너지원이다.

2016. 11. 7.

96. 태극권의 송(鬆)은 어떻게 찾는가

느림에서 부드러움이 나오고, 부드러움에서 송이 나온다.

천천히 호흡하라. 마음이 고요해질 것이다. 마음의 고요 속에서 송이 될 것이다.

송은 관절, 근육, 내부 장기까지 모두 송해야 한다. 이는 몸과 마음이 모두 편안해져야 비로소 송이라 말하는 것이다.

2016. 10. 26.

97. 참장 수련은 왜

참장 수련은 기를 단전에 집중시키기 용이하게 한다. 모든 부분의 기를 단전에 모이게 하는 것이 아니라 단전으로부터 뻗어 나아가는 경락, 즉 기의 통로를 개방하는 것이다.

모든 움직임과 흐름은 음, 양의 조화가 잘 이뤄져야 한다. 들어오고 나아가고, 호흡을 배출하고 기운이 운행 확장(잡아두는 것)되어진다.

2016. 10. 21.

98. 전사경의 범위

몸 전체의 움직임에 따른 팔의 나선 동작과 일치해야 한다. 나선 동작을 어느 정도 해야 하는지 결정하기 위해 각 동작의 용법을 이해해야 한다. 즉 용법을 대입하여 다리, 몸통, 팔의 범위를 정하는 것이다(용법은 전사경의 범위를 몸으로 가늠하는 과정이다).

　나선경이 많이 돌아가는지 적게 돌아가는지에 의미를 두는 게 아니다.

2016. 9. 19.

99. 태극권에서 단전(丹田)내전이란

　단전내전은 단전을 회전시키는 기술이다.

　이것은 무릎과 고관절의 상하 유기적인 작용에 이끌어지는 것이다. 단전에 氣를 순환시킨다는 의미도 있지만, 단전을 실제적(신법 : 발동기)으로 활용하는 것을 말한다. 이것은 수련법으로 과 돌림(정관)이라 표현하기도 한다.

2016. 9. 17.

100. 한 가지 일

　한 가지 일 또는 이념을 성사시키려면 반드시 지식과 행동을 병행해야 하며, 알지만 행동하지 않거나 실천하지 않으면 그것을 안다고 말할 수 없다.

　지행합일이 근본이 되어야 비로소 성취할 수 있다. 공자님 말씀에, 생각만 하고 행하지 않는 것은 모르는 것만 못하다고 했다.

　수련을 하면 건강해지고, 수련을 하면 몸을 지킬 수 있고, 수련을 하면 즐거움도 찾을 수 있다. 이 또한 생각만 하고 행하지 않으면 다

무슨 소용이겠는가.

2016. 9. 15.

101. 신체를 단련한다는 것은

신체를 단련한다는 것은 연정화기(煉精化氣 : 정을 단련하여서 기로 변화)시키고, 연기화신(煉氣化神 : 기를 단련해 신을 변화)시키며, 연신환허(煉神還虛 : 신을 단련해 허로 변화)하는 것이다.

양자물리학과 태극권, 그리고 도가수련법이 동일하게 허로 변화한다는 이론이 상통한다.

2016. 9. 1.

102. 정선과 반선의 氣 흐름

예를 들어 오른손은 본인 기준으로 시계방향으로 회전하는 것을 말하며 흉부 앞에서 위쪽으로 신체의 가장 먼 곳까지 절반에 해당하는 부분은 동작으로 밖으로 표출하고 의식(氣)은 단전으로 수렴하는 것이 정선과 반선이다.

이와 반대로는 신체의 가장 먼 부분에서 아래쪽 방향으로 흉부까지 당겨서 흉부까지 오는 그 절반의 수법은 당겨주고 의식(氣)은 바깥쪽으로 표출한다. 오른손의 반선은 흉부에서 아래쪽으로 회전하면서 절반은 의식(氣)을 안쪽으로 수렴하고 동작은 바깥쪽으로 펼친다. 그 절반은 의식(氣)을 바깥쪽으로 보내고 수법은 당겨준다. 왼손은 이와 반대로 행하면 된다.

2016. 8. 19.

103. 태극권은 3가지 명약을 품고 있다

병을 없애고 생명을 연장시키기 위해, 그리고 병도 고통도 없이 장생불로하기 위해서는 약을 먹어야 하는데 이 약이 외부에 있는 것이 아니라 바로 자기 몸 안에 있는 정, 기, 신이라는 것이다(황정경 황제내경편).

네 안에 있다는 말이 있다. 모든 것은 자기 안에서 구하는 것이다. 정, 기, 신 또한 자기 안에서 구하는 것으로 태극권을 잘 알고 수련하게 되면 정, 기, 신을 체득할 수 있다.

2016. 8. 9.

104. 태극권의 음양과 한의학

한의학 이론에서는 위에 병이 있으면 아래에서 다스리고, 아래에 병이 있으면 위에서 다스린다.

왼쪽에 병이 있으면 오른쪽에서 다스리고, 오른쪽에 병이 있으면 왼쪽에서 다스린다.

바깥에 있으면 속을 다스리고, 속에 있으면 바깥을 다스린다.

모든 이치가 태극사상인 음양의 이론을 그대로 내포하고 있으며 표리관계 때문에 결과보다는 원인을 중요시한 한의학 이론과 태극권

이론이 같음을 말한다.

2016. 8. 3.

105. 태극권의 배합

태극권의 배합은 외삼합과 내삼합의 배합이 효율적으로 작용할 때 비로소 전사 작용이 이루어진다. 외삼합 중에 좌 단편을 예로 들자면 왼손과 오른다리가 합인데 오른다리의 힘이 과와 몸통을 타고 왼손으로 힘이 전달되어 나와야 한다.

생각도 위와 같아야 하고 실질적(물리적)인 힘 또한 이와 동반하여 나오는 것을 느껴야 한다.

생각, 의식, 마음 작용, 전달체계, 나선 힘 등을 잘 생각하며 실용적인 배합을 찾는 것은 내외를 두루 알아차려야 할 것이다.

2016. 7. 28.

106. 체온 1도가 건강한 몸을 만든다 2

많은 병이 50대를 경계로 발생률이 급증한다.

체온이 1도 올라가면 자고 있어도 매일 30분 동안 걷는 것 이상의 칼로리가 소비된다.

유산소운동이 지방을 줄이고, 무산소운동이 근육을 단련시킨다.

근육을 늘리면 기초대사량이 올라가고, 기초대사량이 올라가면 체온이 올라가며, 체온이 올라가면 살이 쉽게 찌지 않는다.

무산소 운동을 한 뒤에 유산소운동을 하면 지방의 연소 효율이 비약적으로 높아져 다이어트 효과는 4배나 커진다.

냉중이 있는 여성은 저체온 예비 환자이다. 냉중을 고치려면 하체 근육을 단련하라.

근육 트레이닝은 치매와 노화방지에도 효과가 있다. 또 근육을 단련하면 남성 갱년기와 남성 기능도 개선된다.

<사이토마사시, 『체온 1도가 내 몸을 살린다』(나라원, 2010) 중에서>

오랜만에 本來지기(地氣)와 천기(天氣)가 만나 몸에서 조화를 이루는 이것이 태극권의 근본이 된다. 탁해진 몸이 정상으로 돌아오는 시간이 그리 짧은 시간만은 아니다. 사람이 자연과 늘 가까워져 있다는 것은 몸소 배움의 터를 알아가는 과정이다.

2016. 7. 15

107. 태극권에서는 자전하면서 공전한다

태극권에서 자전하면서 공전한다는 말은, 즉 자전인 평원과 공전인 입원이 동시에 이루어지는 것을 말하며 자전을 통한 신체의 회전력으로 상대와 밀착한 사이에서 밀어내면서 거리를 만들고 들려지는 현상을 만들며 상대방이 튕겨져 나아가는 현상을 말한다. 공전을 통한 상대의 중심을 뽑아올려 들려지면서 밀려 나아가는 두 가지 힘을 받는다.

위는 공전의 정선에 해당하며, 반선은 이와 반대로 밀착하여 거리를 만들어내며 상대가 아래나 뒤쪽 방향으로 고꾸라지게 만든다.

자전하면서 공전한다는 말은 정선 상태에서 상대방이 느껴지는 힘이 측면 쪽으로 회전하며 밀려나고, 들리면서 튕겨져 나아가 두 가지 힘을 동시에 받는다는 것이다. 즉 원심력과 회전력을 동시에 받는다는 말이다.

2016. 7. 13.

108. 체온 1도가 건강한 몸을 만든다 1

태극권 수련은 기혈의 순환을 원활하게 하여 몸의 체온을 높이는 운동으로 잘 알려져 있다. 태극권을 열심히 수련하여 건강하고 활력 있는 몸을 가꾸자.

건강한 몸의 체온은 36.5도에서 37.1도이다.

체온이 1도 내려가면 면역력은 30% 떨어지고, 반대로 체온이 1도 올라가면 면역력이 500~600% 올라간다.

인간의 생명 활동과 유지에 필요한 효소는 체온이 37도일 때 가장 활발하게 활동한다.

항상 따뜻한 체온을 유지해야 혈액순환이 잘 되어 우리 몸의 면역력이 향상된다.

몸 상태가 별로일 때는 욕조 목욕, 복대, 찜질팩, 손난로 등을 이용해 무조건 몸을 따뜻하게 하는 것이 중요하다.

감기에 걸렸을 때 열이 나는 것은 면역력을 높여 바이러스를 물리치기 위한 우리 몸의 자연스러운 반응이다.

감기에 걸렸을 때 해열제를 먹으면 면역체계를 망가뜨린다.

저체온인 몸에서 암세포가 자라기 쉽다. 실제로 암에 걸리는 사람

중 저체온인 사람이 많다. 건강한 사람이라도 매일 암세포가 만들어지고 사라진다. 그러니 암에 걸리지 않으려면 체온을 항상 높게 유지하는 것이 무엇보다 좋은 예방법이다.

체온이 올라가면 내장지방이 빠지고, 혈액순환이 잘 되며, 뼈가 튼튼해지고, 변비 해소와 대장암 예방 효과가 있다. 기억력 감퇴와 치매를 방지하고, 남성 갱년기 장애를 회복하고, 피부가 개선되며 세포를 젊어지게 만들고 노화도 방지된다.

<사이토마사시, 『체온 1도가 내 몸을 살린다』(나라원, 2010) 중에서>

태극권 수련은 기혈순환을 원활하게 하여 몸의 체온을 높이는 운동으로 잘 알려져 있다. 태극권을 열심히 수련하여 건강하고 활력 있는 몸을 가꾸어나가자.

2016. 7. 8

109. 태극권의 작용과 반작용

태극권의 힘의 원리를 보자면 작용은 반작용으로 힘이 발휘된다. 밀어내는 힘은 반드시 압착하는 힘(누르는 힘)에 비례하여 그 힘이 폭발되어 나온다.

진식태극권의 전사경 원리 또한 나선경의 경로를 통하여 힘이 발휘된다. 하지만 그 안에는 역으로 단전을 하침하고 발끝(발바닥으로)의 역작용으로, 전사경의 힘의 발출에 반대되는 나선경으로 반작용을 해야 만 태극권에서 말하는 전사경의 오묘한 힘이 만들어지는 것이다.

전사경 경로의 반대 방향으로 작용을 찾지 못하면, 작용 또한 적은 힘으로 발휘된다.

2016. 7. 5.

110. 정, 기, 신에서 신

인체 내부에 있는 기관의 기능이 모두 천신의 오묘한 신비와 결부되어 있으며 오장육부와 세포 하나하나까지도 모두 하나의 神이 존재한다고 본다. 황정경 단도파의 신은 다분히 과학적인 것으로 완전히 종교적인 것만은 아니다.

태극권의 정, 기, 신에서 신은 인체 내의 세포 하나까지 변화를 이야기한다.

2016. 6. 18.

111. 호흡은

호흡은 들숨과 날숨의 길이가 같아야 한다.
또한 호흡 중간지점에서 교차하여 돌아 나와야 한다.
진동을 동반하기도 하며 여러 가지 형태로 나타나기도 한다.
모든 것은 음양의 이치를 기본으로 배합된다.
호흡은 멈추지 말아야 한다.

2016. 6. 17.

112. 마음(생각, 감정)기운이 오장육부와 긴밀한 관계를 갖는다

화, 분노의 기운이 위로 치솟게 되면 혈관이 터지고 심장이 끓고 뇌가 충격을 받는다. 분노하게 되면 간장이 상한다. 기쁨이 지나치면 기운이 흩어지고 심장이 상한다. 지나치게 근심하면 폐가 상한다. 지나치게 두려워하면 기운이 위로 올라가지 못하고 신장 부위가 막히게 되어 신장이 상한다. 생각이 너무 지나치면 기운이 중간에 막히고 정체되어 비장이 상한다.

위에서 알 수 있듯이 마음 작용이 신체에 병을 만들어 낼 수 있으니, 마음을 고요하게 하여 평정심을 갖는 것이 병을 없애는 길이다.

2016. 6. 9.

113. 좋은 생각이 건강한 몸을 만든다

의사들은 병이 난 후에 고치지만 우리 태극권 수련은 병이 나기 전에 미리 병을 다스린다. 질병의 70% 정도는 내적인 원인이 생각과 감정에 의해 발생한다고 한다. 지나친 생각이나 감정변화는 몸의 균형이 깨지게 하며 질병이 발생하게 한다. 태극권 수련은 마음을 편안하게 하고 잡념이 사라지게 하여 고요하고 청정한 마음 상태를 유지할 수 있게 한다.

2016. 6. 6.

114. 태극권 수련에서 망상(잡념)을 떨쳐버리는 법

태극권 수련(참장공)에 있어 행위를 하고 있을 때 많은 생각들이 들어오고 나아간다. 그 생각들로 인하여 본질적인 수련인 태극권 수련에 집중이 되지 않는다. 이 망상들을 떨쳐버리는 방법은 호흡소리를 관찰하는 것이다. 호흡이 들고 나는 것을 계속 관찰하다 보면 다른 생각이 들어오지 못하여 호흡과 동작에 집중할 수 있게 된다.

고요하게 호흡하며 자신의 호흡소리를 관찰(듣는다)하는 것이 망상을 없애는 하나의 방법론이다.

2016. 6. 1.

115. 태극권을 잘 배우려면

배움이란 모름지기 긍정적 사고로부터 출발해야 그 결과물도 긍정의 산물로 얻을 수 있다.

잘 보고, 잘 듣고, 잘 생각하고, 많이 행(실천)한다.

그로써 잘 얻을 수 있게 된다.

2016. 5. 27.

116. 태극권 신체의 음양(陰陽)

무릇 태극권에서 말하는 음양은 신체를 나누어 상, 하가 음양이 되어야 한다. 하체가 실(實)인 양(陽)이 되고, 상체가 허(虛)인 음(陰)이 된다.

이와 반대로 하반이 허(虛)가 되고, 상반이 실(實)로 전환되기도 한다.

정지 상태는 상허하실을 유지하며 움직이는 상태는 상실하허가 된다. 이에 중도적인 복부는 중간 역할로 허도 실도 아닌 상태를 유지해야 한다.

2016. 4. 28.

117. 지안(智眼)

지안(智眼) 계정혜(戒定慧)는 공력이 드러난 것이다. 지혜가 힘으로 변화된 것이다. 이러한 혜력이 있어야 지안(智眼)이라 한다. 지혜가 총명한 사람은 힘으로 변화할 수 있다. 혜안은 육안과 분리될 수 없으며, 육안에 새로운 기능이 나타난 것이다.

성벽(性癖)이 나쁜 사람도 탐(貪)진치 이치를 이해할 수 있지만, 그것을 벗어날 수는 없다. 지혜의 힘이 없으니 끊을 수 없다. 지혜의 역량이 부족하며 열매를 증득할 수 없고 도를 이룰 수 없다.

위와 같이 지혜의 문이 열려야 얻고자 하는 것을 성취할 수 있다. 지혜의 문이 열리지 않은 사람은 외부 영향으로부터 벗어나지 못하며 볼 수 있는 눈도 뜨이지 않아 선택할 때도 자기 수준에 맞게 보고 받아들인다. 술, 담배, 섭생, 생각(마음), 시간, 노력 등을 담아내려면 반드시 지혜의 문이 열려 있어야 한다.

2016. 4. 26.

118. 점수공은 선점 공이다

점수공은 선점을 하기 위한 공법이다. 점은 동경을 하여 상대를 파악하고, 수는 따르면서 기회를 틈타 내가 유리한 상황으로 만들어질 때까지 따르면서 만들어가는 과정을 수라 할 수 있을 것이다.

상대가 들어오는 힘에 순응하여 반응하거나 끌고 가는 힘에 순응해야 하는 것 또한 점, 수공이라 할 수 있다. 그러나 이것을 팽팽한 상태로 만들기 위한 것이며 그 균형의 조화가 따르고 있는 동안에 수 없는 조율을 하여 순세(유리한 상황)를 만들기 위함이다. 초심자일 때 서로 상응하여 따르는 훈련이 첫째이고, 수련이 조금 익숙해지면 순세를 만들어 보고 조금 더 수련이 되면 열세(불리한상황)에서 빠져 해결해내는 수련이 필요하다. 이들을 자유롭게 행할 수 있게 되면 점 수공이 편안해지고 상대의 중심(중정)을 쉽게 알아차릴 수 있다.

2016. 4. 20.

119. 자기 안에서 답을 구하라

수련자의 마음으로 늘 서서 자신을 돌아보아야 한다.

모든 이치가 그러하듯이 답은 자기 안에 있다. 그러나 밖에서 늘 찾으려 한다. 선생님, 부모, 단체, 국가로부터 찾으려 하지만 결국 모든 것은 자기 자신에게서 구해야 찾을 수 있는 것이다. 밖으로 향하지 말고 안에서부터 찾아 밖으로 향하게 하라.

태극권 공부 역시 선생은 길을 안내해주는 길잡이일 뿐, 스스로 구해야 찾을 수 있다. 누군가를 바라보면서 도움을 받았으면 하고, 도움을 받지 못하면 탓을 한다. 그러나 모든 답은 자기 안에 있다.

2016. 4. 19.

120. 동중구정(動中求靜)

　참장공과 같이 정지해 있는 정공수련법을 통하여 찾아야 할 것은 바로 정(靜)을 통하여 동(動)을 찾아내야 하고 태극권 수련은 움직임을 통하여 고요함(靜)을 찾아야 한다는 것이다.

　동중구정(動中求靜)이 이루어질 때 비로소 정(精)이 모인다. 이 또한 태극권의 음양(陰陽)을 이야기하는 것이다.

2016. 4. 18.

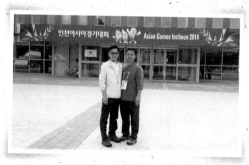

2014년 인천 아시안게임 김동균/강대영

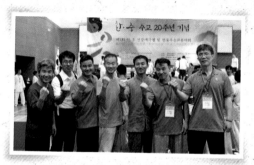

제3회 한·중 건강태극권 및 전통무술교류대회

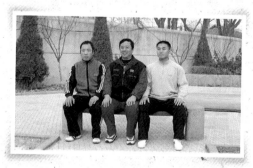

2005년 중국 산동성 제남에서 정영권/장련은/강대영

태극권은 소리를 보고(觀音) 느낌을 듣는다(聽勁).

☯ [3] ☯
2015年 1月 ~ 2016年 4月

121. 태극권의 힘(동력) 전달체계 2

태극권에서 전사경 경로는 발바닥으로부터 올라온다.

발바닥 중 엄지발가락이 힘의 뿌리이며 근원이고 시작점이다.

뒤꿈치가 중심축을 이루고 있어 보의 변화를 꾀하는 축이 된다.

손으로 말하면 축은 팔꿈치에 있으며 힘을 끌고 나가는 끝점은 가운뎃손가락이다. 축은 변하지 않아야 축이라 할 수 있으며 태극권의 몸 전체에 대한 축, 몸과 다리에 대한 축, 몸과 손에 대한 축을 잘 알아야만 공격과 방어가 용이해 진다.

이 글을 쓰는 이유는 발뒤꿈치가 중심축을 이룬다는 말에 뒤꿈치만 잔뜩 신경 쓰고 발가락들의 역할을 놓치고 가는 경우가 많기 때문이다.

2016. 4. 15.

122. 태극권은 人本수련법이다

태극권은 사람의 근본을 만들어주는 수련법이다.

태극권을 배우는 사람은 무술보다는 사람으로서의 도리를 더 잘 알아야 한다.

태극권은 병약한 자를 건강하게 만들어준다. 태극권은 약한 마음을 강건하게 해준다. 태극권은 근본인 마음을 바로 서게 한다(서지 않으면 깊이 있게 공부할 수 없다).

태극권을 배우는 자는 지극한 마음으로 다가서야 한다.

태극권 지도자는 학생의 변화와 발전에 진실한 마음으로 다가가야 한다. 태극권을 배우는 목적은 사람다운 道理를 다하기 위함이다.

타인이 소중하다는 것을 아는 사람은 자신을 사랑할 줄 아는 사람이다.

2016. 4. 14.

123. 태극권의 힘(동력) 전달체계 1

보형에서 발바닥 전체로 잘 디뎌야 한다. 측면 날이나 뒤꿈치 등 특정한 부위로만 디디면 땅에서 올라오는 힘을 잘 전달할 수 없다. 엄지발가락부터 발뒤꿈치까지 압착이 잘 되어야만 중심이 안정되고 뿌리가 잘 형성되어 그 힘이 순차적으로 올라올 수 있다.

2016. 4. 7.

124. 태극권 정공 상태는

태극권 수련에 있어서 정지 상태는 머물러 있지만 굳어있지 않은 상태를 유지하여야 한다. 내부에서는 계속해서 움직임이 작용하여야 하며 모든 기관이 경직되지 않고 계속하여 순행해야 한다.

머무름 안에 곧 움직임이 있어야 한다. 움직이지 않는 고정된 상태에서 계속하여 돌고 움직여야 태극이지 그렇지 않은 것은 무극(無極)이다.

동중구정(動中求靜)은 움직임 가운데 고요함을 추구하여 정을 얻고, 이와 반대로 정이 되어 있는 상태에서 움직임을 구해야 한다는 것이다.

2016. 4. 5.

125. 태극권 수련은 항심(恒心)이 필요하다

사람의 생각이 마음을 움직이려 애를 쓴다.

그 마음이 변치 않으려 해도 늘상 생각의 꼬임에 넘어가기 십상이다. 늘 마음을 경계하고 흐트러진 생각을 되잡고 또 흐트러지면 생각을 바로 세우는 것이 항심이다. 늘 생각을 경계하고 마음을 바로 세우고 그 뜻을 향해 한발 한발 다가서면 이미 그곳에 가까이 다가서 있다.

무엇을 공부하더라도 항심으로 자신을 부여잡아야 그 길을 온전히 갈 것이다.

2016. 4. 4.

126. 좋은 생각이 건강한 몸을 만든다

우리는 하루에도 오만가지 생각을 한다. 이 생각 저 생각을 하며 어떠한 결정물들을 만들어낸다. 이것이 마음이다. 건강에 대해서도, 태극권의 상승 공부에 대해서도 오만가지 생각들이 일어난다. 생각이 잘 들어야 좋은 집을 지을 수 있다. 건강을 위한 몸도, 태극권의 수준 높은 경지의 공부도 그러하다. 공부든 일이든 사심이 들어가면 정확하게 볼 수 없다. 긍정적인 생각이 잘 이루어지면 반드시 긍정의 결과물이 되고, 부정적인 생각이 따라다니면 부정의 산물이 된다. 생각이 바뀌지 않으면 어떤 말을 하여도 그 말이 들리지 않을 뿐이다. 사람은 에너지 덩어리이다. 그 긍정의 心法으로 에너지를 응집하여야 건강한 몸을 만들 수 있다.

2016. 4. 1.

127. 신체가 마음을 부린다

우리 인간은 모두 신체의 노예이다. 추우면 옷을 입어야 하고, 더우면 벗어야 한다. 배고프면 먹어야 하고, 과식하게 되면 소화제가 필요하다. 그러니 하루 종일 신체를 돌보느라 바쁘다. 바깥 경계의 번뇌가 우리를 지휘하여 우리는 바깥 물질세계의 노예가 된다. 도연명(陶淵明)의 귀거래사(歸去來辭)에 나오는 대목이다.

마음과 몸이 조화를 이루어야만 상호 유기적인 관계를 유지한다. 생명이 있을 때 몸을 잘 가꾸어야 한다.

2016. 3. 22.

128. 태극권 수련 성공의 비밀 2

태극권 수준을 향상시키는 첫 번째 키워드는 바로 기본에 충실함
이다.

가장 기본이 되는 수형, 보형, 수법, 보법, 신법을 충실하게 연마하
느냐에 달려있다. 기본 功에 연계되어 최고의 수준을 찾는 것이다.

아무리 높은 단계의 수련법을 수련하더라도 기본기가 충실하지 않
으면 더 올라가지 못한다. 기초가 튼튼해야만 허상이 아닌 실상을 찾
게 될 것이다. 항상 쉽게 생각하여 어려운 것을 알고, 항상 간단하게
생각하여 복잡한 것을 안다는 말이 있다.

2016. 3. 17.

129. 태극권 수련 성공의 비밀 1

태극권 공부를 하기 위해서는 이론을 정확하게 이해해야 한다. 이
론과 배경을 이해해야만 길의 방향성을 정확하게 알 수 있다. 방향이
정해지면 수많은 수련 방법을 연공과 검증 그리고 수정 단계를 통하
여 이론과 실제 부합되는 것을 확인해야 한다. 실제 이론과 실기를
검증하는 가운데 실제 활용도에서 이론과 실기 결과물의 쓰임이 이
루어지지 않는다면 방법론의 문제이거나 이론상의 오류가 있을 것이
다. 대부분의 이론이 그러하듯 이치에 어긋나지 않는다면 곧 수련 방
법에서 방법론을 찾지 못하여 나타나는 현상일 것이다. 여기에서 이
치가 중요하다. 이치는 변하지 않기 때문이다. 다양성의 이론이 존재
한다면 그것은 다양한 생각들의 산물이지 이치가 아니기 때문이다.

열심히 하는 것도 중요하지만 이론적 배경이 정확한 방향성을 알아야 목적에 도달할 수 있다.

2016. 3. 15.

130. 태극권 공부의 성공비결은

태극권을 공부함에 있어서 가장 중요한 것은 사람 마음 법인 것이다.

마음을 잘 정하고 마음을 잘 기르고 마음이 잘 자라면 그로써 얻고자 하는 길이 보이고, 그로써 성심을 다하면 찾고자 하는 것을 얻을 것이다. 태극권은 음양의 지혜를 밝히는 공부이다.

2016. 3. 14.

131. 단수와 쌍수의 접점

단수는 한 손 또는 신체의 한 부분이 상대의 중심을 점하는 방법을 말하며 쌍수는 두 손 또는 신체의 두 부분이 상대의 중심을 점하는 방법을 말한다. 단수는 상대의 가장 취약한 부분에서 중심점을 장악하고, 쌍수는 상대의 양방에서 취약한 중심점을 장악하여 상, 하, 좌, 우 신속한 변화로 성동격서의 기본 구조를 갖춘 상태를 의미한다(삼각형 형태의 꼭짓점이 상대의 중심점이다).

태극권의 변화는 陰陽의 이치를 세밀하게 알아차려가는 공부이다.

2016. 3. 11.

132. 태극권 학습하는 사람의 마음가짐, 수신(修身)

　배움에 있어서는 마땅히 스스로 반성해야 한다. 다른 사람만 질책한다면 다른 사람의 결함을 보게 되고 자기의 결점은 보지 못하게 된다.

　저절로 반성해 보아야 자신의 적지 않은 결점을 보게 된다. 그런데 무슨 겨를에 있어 남을 질책할 수 있겠는가? 무릇 사람들은 남을 통하여 나를 비추어보곤 한다. 과거의 나, 현재의 나와 비교하는 것이 적절할 것 같다. 자기 자신이 스스로를 볼 수 있을 때만이 진정으로 타인을 볼 수 있다. 자신을 보도록 하라. 남의 문제로 고민하지 말고 자신의 문제로 고민하라.

2016. 3. 10.

133. 태극권은 몸과 마음과 생각이 하나가 되어야 한다

　몸과 마음 뜻이 하나다. 귀, 눈, 코, 팔다리는 사람의 몸에 속하지만 마음이 없으면 보고, 듣고, 말하고, 움직일 수 없다. 마음으로 보고, 듣고, 말하고, 움직이려 해도 귀, 눈, 코와 팔다리가 없으면 생각한 대로 할 수 없다. 그러므로 마음이 없으면 몸도 없고 몸이 없으면 마음도 없는 것이다. 공간을 채우고 있다는 점을 가리켜 몸이라 하며 그 몸을 주재하는 점을 가리켜 마음이라 하며 마음의 발동점을 가리켜 이라고 하고 뜻이 영험하다는 점을 가리켜 지라고 하고 뜻이 바깥과 통하는 점을 가리켜 물이라고 한다. 태극권에서 몸, 마음, 뜻이 하나가 되지 않으면 동중구정을 이룰 수 없다. 氣를 운행하는 데 있어서 의지가 미쳐져야 자유롭게 운행된다(의기상련). 생각(意)이 발현하고 마음이 움직여 몸을 소통하는 것이 기(氣)이며(내외상합), 氣는 전신을 주재하며 몸의 신경이나 혈이 원활해져 활성된다. 그 활성됨이 넘쳐날 때 비로소 허령정경(虛靈頂勁)이 이뤄진다.

2016. 3. 7.

134. 태극권과 주역

오늘은 주역을 이야기해 보고자 한다.

주역에서는 점치는 것이 곧 이(理)이다. 천하를 점치는 것보다 더 큰 이가 어디 있겠는가? 후대 사람들은 점치는 일을 점괘(占卦)로 간주하고 하찮은 일로 여기기 때문이다. 사람들은 지금 사제지간에, 벗들 사이에 서로 묻고, 대답하고, 널리 배우고, 분명히 분별하고, 독실하게 행하는 것 모두가 점치는 일이라는 것을 모르고 있다. 점치는 것은 의혹을 풀어 사람들의 마음을 밝게 하기 위한 것이다. 주역은 하늘의 가르침을 받는 것이다. 사람들은 의혹으로 신심이 부족할 때 주역을 통해 하늘에 문의한다. 사람의 마음에는 의연히 기울어진 사심이 있지만 유독 하늘만이 거짓을 용납하지 않는다. 우리가 점을 치는 것은 자신이 하고자 하는 일에 있어 확신이 없을 때, 선택에 대한 그 길을 찾기 위함이다. 갈 길이 분명한 사람에게는 점이 필요치 않지만, 갈 길을 모르는 경우나 명확하지 않은 경우는 많은 경로를 통하여 답을 구해야 한다. 태극권 공부 중에도 자세히 묻고, 널리 배우고, 분명하게 분별하고, 마음을 다하여 행해야만 그 점에 대한 답을 찾는 것이다.

주역은 곧 조금 더 완전한 길(道)을 찾는 것을 말한다(공부, 일, 사업, 인생길 등).

2016. 3. 4.

135. "아마도 곡식이 뿌리를 내렸기 때문인가 봅니다"

태극권 수련에 있어서 곡식처럼 뿌리를 내린다면 진보가 없을까 하는 걱정은 할 필요가 없다. 수련에 있어 근본을 알고 뿌리를 잘 내리고 있는지가 중요하다. 태극권에서도 근본은 뿌리이다. 뿌리가 잘 내려져 있는지 꼭 확인하여야 튼실하게 발전한다.

2016. 3. 2.

136. 학문을 강의하는 사람의 두 부류

한 가지 부류의 사람들은 몸과 마음으로 강의하고, 다른 한 가지 부류의 사람은 입과 귀로 강의한다. 입과 귀로 강의하는 사람은 추측에 의하여 두루 얻어 들은 소리를 늘어놓는다. 몸과 마음으로 강의하는 사람들은 그 모든 언행이 확실히 자신에게 구비되어 있다. 체득하지 않은 학문은 자신의 학문이 아니며, 배워서 갈고 닦고 깨달은 후에 진정으로 자신의 학문이 되어 있을 때 사신의 울림으로 더인에게 전달될 수 있다.

2016. 3. 1.

137. 기공수련의 5가지 중요한 요소

몸을 조절하는 기능, 기를 조절하는 기능, 호흡을 조절하는 기능, 생각을 조절하는 기능, 정신을 조절하는 기능.

다섯 가지의 유기적인 관계를 잘 생각해보면 기공이 진보적으로 변화할 수 있다. 몸과 마음은 항상 유기적인 관계로 떨어질 수 없이 상호작용을 한다.

2016. 2. 29.

138. 측면 正反선 작용의 이해

예를 들어 우측면 전사에서 정선(시계방향)은 팔꿈치 옆구리(갈비뼈) 내측이 회전의 중심축이며, 몸의 자전에 의해 우측 방향으로 돌아가는 몸의 힘이 충돌하며 상대의 중심이 돌아가면서 수법 공전의 역할에 의해 상대의 신체가 들려지는 현상이 나타난다(즉, 상대의 신체가 들리면서 회전한다). 반대로 반선은 자전하면서 우측 방향으로 상대가 회전이 걸리고 공전에 의한 수법의 역할로 아래로 끌려져 내려가면서 나선형을 그리며 상대가 아래로 떨어진다(상대가 회전하면서 아래로 나선 방향으로 튕겨져 나간다).

좌측 측면전사는 위와 반대로 유추하면 된다.

2016. 2. 25.

139. 수법정반선의 작용

수법은 공전에 해당하고, 정면 전사에서 정선은 뚫고 들어가는 힘을 발휘하고, 반선은 끌고 들어오는 힘이 생성된다.

오른손일 때 시계방향이 정선이고, 반시계방향에 반선이 만들어지며 왼손일 때는 이와 반대다. 이 나선경의 기본원리로 관점을 생각하면서 수련에 임할 때 그 효용성이 커진다.

2016. 2. 24.

140. 단추수와 쌍추수 비밀은

단추수는 한 손으로 상대를 느끼고 감지하여 상대의 중심을 파악하는 훈련이다. 쌍추수는 양손으로 상대의 중심을 파악하는 훈련으로, 그 상대의 중심점은 양손이 같은 지점을 가리킬 때 비로소 상대의 중심을 명확히 알아차린 것이다. 쌍추수는 성동격서(聲東擊西)의 기본이 만들어진 상태이며, 상대가 들어오는 힘을 상대에게 되돌려 보낼 수 있는 상태이다. 언제든지 상대의 좌우 공격이 가능해져서 동쪽에서 공격할지 서쪽에서 공격할지, 위에서 아래로 공격할지 아래에서 위로 공격할지 파악할 수 없다.

위의 현상을 몸에 체득하여야만 비로소 단추수와 쌍추수의 기능을 어느 정도 갖추었다 말할 수 있다. 위의 이치를 알아차리지 못하였다면 궁리를 많이 하여 알아차린 다음에 그 다음 단계의 수련으로 진보할 수 있다.

2016. 2. 23.

141. 원기(元氣), 원정(元精), 원신(元神)의 양지

원기, 원정, 원신은 각자 일정하게 은폐하고 기생하고 발생하는 곳이 있다. 또 진음(眞陰)의 精과 진양(眞陽)의 氣라는 것이 있다. 양지는 하나밖에 없다. 그 묘용(妙用)으로부터 논할 때 이를 氣라고 하고, 응집으로부터 논할 때 이를 精이라고 한다.

어찌 형상, 방위, 장소로부터 양지를 구할 수 있겠는가.

진음(眞陰)의 정은 진양의 어머니이고, 진양(眞陽)의 기는 곧 진음(眞陰)의 아비다.

음은 양에서 생기고 양은 음에서 생기는 바, 음양을 갈라놓을 수 없다.

精과 神은 음과 양 두 차원에서 양지의 논점으로 마음이다.

2016. 2. 21.

142. 원기(元氣)

원기(元氣), 원정(元精), 원신(元神)이 모두 한가지이다.

흘러다니면 氣고, 모여서 엉켜져 있으면 精이 되고, 묘용-위신(妙用爲神)이 되는 것이다.

기(氣)는 흘러다니는 운반체로, 흐름을 조절하고 운행한다.

정(精)은 엉켜있는 것으로, 안정시키는 역할을 하며 곧 힘이 생긴다.

신(神)은 정을 안정시켜 미묘한 작용을 발휘하기 위함이다.

그렇지 않으면 무위(無爲)에서 유위(有爲)에 이르는 목적에 도달할 수 없다. 원기는 생명의 근본이요, 정과 신은 생명을 관장하는 것인데 모두 하나인 것이다.

2016. 2. 17.

143. 태극권의 보법 이야기

태극권에서 보형과 보법의 차이는 무엇일까?

보형은 정지된 상태에서 단련과 신체변화를 찾는 것이다.

힘이 들지만 오랜 시간 버텨내면서 그 안에서 근과 인대의 작용, 기의 작용, 마음작용을 알아차려야 한다(오랜 시간을 참아내면서 저절로 기침단전의 역할을 유도해낼 수 있다).

보법은 발바닥으로부터 힘 작용이 어떻게 이루어지는지를 알아차려 힘의 전달체계를 갖추는 과정으로 뿌리를 느껴야 하고 보법에서 음양을 알아야 한다(음양을 느낀다는 것은 에너지의 발생을 느낀다는 말이다).

예를 들어 마보공에서 궁보공으로 변화가 이루어지는 과정에서 발바닥에서부터 올라오는 힘을 느끼려면 잡아주는 발과 밀어주는 발로 나뉘어져야 한다. 그리고 그 가운데 충돌이 이루어져 힘을 알아차릴 수 있다. 가장 간단한 동작이지만 이러한 동작에서 힘의 역점을 찾지 못하면 뿌리가 없는 나무가 되어 버리는 것이다.

2016. 2. 16.

144. 지행합일(知行合一)

  태극권을 수련하는 데 있어서 왕양명의 사상인 지행합일(知行合一)은 근본이 되는 사상으로, 생각과 행동이 일치되어야 비로소 태극사상이 구현된다는 것이다. 몸의 움직임과 마음작용이 일치되어야 음양이 조화되어 진정 태극권으로 가치를 구현할 수 있다. 내외상합과 동중구정 모두가 음양으로 따로 떼어서 생각한다면 음양이라 할 수 없고 단지 음 또는 양이라는 별개의 말로 이해해야 한다. 태극권이 지극해지면 반드시 음양은 서로 상호적이고 더 깊게 들어가면 음중 양, 양중 음을 알아야 태극권의 이치가 밝아질 것이다. 알고 있는 것과 행하는 것이 일치되어야 한다. 생각이 고착되어 마음이 일고, 마음이 작용하여 몸을 이끈다. 이 모두가 하나가 되어야 지행합일이 된다.

2016. 2. 15.

145. 태극권을 쉽게 배우는 법 2

  배움에 대한 표현 중 학습(學習)이란 단어를 생각해 보아야 한다. 학습은 배울 학, 익힐 습이다. 곧 배우고 익히는 것을 말한다. 배워서 아는 것을 학습이라 착각하는 오류에 빠지기 쉽다. 배우고 익혀야 비로소 아는 것이다. 지식을 공부하든지, 태극권을 공부하든지 배워서 충분히 익혀야 습득(習得)이 된다(이는 배워서 얻게 되는 것이다). 예를 들어 태극권 공부가 튼실해지려면 마보가 기본 5분은 버텨야 한다면, 그 정도는 쉽게 건실히 세울 정도의 습득(習得)과정을 거쳐서 얻어야 한다. 우리가 산수(수학)공부를 하려는데 초등학교 2학년 수준을 충분히 습득하지 못하였는데 중학교 과정을 하고 있다면 아무리 해결하려 해도 해결이 되지 않는다. 부족한 부분을 충분히 채워서 넘쳐야 비로소 다음 단계로 넘어가도 문제가 되지 않는다. 빠름을 좇지 말고 부족함을 채워야 한다.

2016. 2. 12.

146. 태극권을 쉽게 배우는 법 1

태극권을 쉽게 습득하려면 먼저 순서 배열에 있어서 방법론을 잘 알고 접근하면 배우기 쉬워진다.

첫째, 보형을 학습한다.

둘째, 수형을 학습한다.

셋째, 보법을 습득한다.

넷째, 수법을 습득한다.

다섯째, 신법을 습득한다.

여섯째, 안법을 습득한다.

권술을 배울 때는 권술에 따른 보법을 충분히 습득한 후, 수법을 진행하면 배우기가 쉬워진다. 그 이후에 신법과 안법을 배합하면 권술의 연결 동작들이 쉽게 이루어진다.

2016. 2. 6.

147. 명상 이야기

명상은 지법(止法)과 관법(觀法)으로 크게 나누어진다.

지법(止法)은 특정한 하나의 대상에 집중하는 방식(집중명상)으로 만트라를 반복하거나, 명호를 되풀이하거나, 특정한 하나의 화두를 잡아 그것에 대해 계속 의식을 집중해 나아가는 명상법이다.

관법(觀法)은 지금 이 순간 이곳에 일어나고 있는 것들에 대해 판단하지 않고 열린 마음으로 고요히 살펴보는 명상으로, 이곳저곳에서 마음을 챙긴다는 염처(念處), 정념(正念), 위빠사나, 통찰명상, 마음챙김 명상이 있다. 위 명상법들처럼 태극권을 수련할 때에도 호흡이나 동작에 집중하여 동일하게 적용되기 때문에, 태극권은 움직이는 명상이라 한다.

2016. 2. 5.

148. 참장공은

참장공은 기를 단전에 집중시키는 것을 용이하게 한다.

신체의 모든 부분의 기를 단전에 모으는 것이 아니라, 단전으로부터 시작되어 경락이나 기의 순환 통로를 개방하는 것이다.

선천 기를 보호하고, 후천 기를 강화하는 역할을 한다. 가슴은 편안하게 이완되어 있어야 하며, 단전의 충만한 느낌을 느껴야 한다(단전이 긴장되어 있으면 안 된다). 단전의 충만감과 신장의 따뜻함, 온몸이 에너지로 가득 찬 느낌을 느껴야 한다.

2016. 2. 4.

149. 태극권 몸의 이완과 발전 변화

화완(化腕), 화주(化肘), 화견(化肩), 화각(化脚), 화슬(化膝), 화과(化跨).

손목을 이완하고, 팔꿈치를 이완하고, 어깨를 이완하고, 발목을 이완하고, 무릎을 이완하고, 과를 이완한다.

이 중에 이완이 가장 마지막으로 이루어지며 성취가 마지막으로 이루어지는 것이 과이다.

2016. 2. 3.

150. 태극권 공부의 접근법

반드시 태극권을 통하여 성취하고 싶다면, 가장 가까이 있고 잡기 쉬운 이론을 선택하여 그것을 잡을 때까지 멈추지 말아야 한다. 자기 수준에 비례해서 목표를 정한다. 그것을 성취하여 반드시 검증하고 이치를 궁구한다.

2016. 2. 1.

151. 태극권 비밀 입문

태극권에서 비밀 문에 입문하였는가?

모든 공부에서 입문되었는지 아니면 입문도 되지 않았는지가 발걸음의 시작이다. 쉬운 이야기이면서 쉽지 않은 이야기이다. 예를 들어

태극권을 30년 수련하였어도 입문하지 못한 경우가 있는가 하면, 1년을 하였어도 입문한 경우가 있다. 문에 들어선 경우와 문에 들어서지 않은 경우가 있는데 입문한 사람만이 알 수 있다. 글귀나 행위 하나가 어떠한 이치에서 본질을 만들어 행위로써의 오묘함을 나타내는지 깨달은 하나하나의 순간들이 전율을 느끼게 한다. 그로써 태극권의 비밀의 문에 들어서게 되는 것이다. 평생 무술을 연마하면서 찾아온 하나의 산물에 입문한 것이다. 이제는 노력에 대한 결과물이 성과를 낼 것이다. 긍정의 생각으로 길을 찾는 사람과 부정의 생각으로 길을 찾는 사람의 결과물은 이미 정해져 있다. 얻음과 얻지 못함으로 나뉠 것이다.

입문은 노력의 성과를 충분히 발휘할 수 있는 것이고, 입문하지 않은 것은 노력에 비하여 성과물을 충분히 얻지 못하는 결과를 나타낸 것이다.

2016. 1. 25.

152. 인중무가 말하는 태극권의 붕경

태극권 수련에서 말하는 붕경은 기본 전제가 내적 강함으로부터 시작한다. 외유내강의 기본 틀을 벗어나면 안 된다.

붕경은 상대를 파악하고 방어력을 최대한 갖춘 상태를 말한다.

붕경이 이루어져야 점수공의 오묘함을 잘 활용할 수 있다.

붕경이 잘 이루어져 있다는 것은 다양한 변화와 공격, 방어를 선점할 수 있는 기본 틀을 갖춘 상태이다.

붕경은 내적 강인함이 존재하여 외적 편안함을 표출하는 그런 상태가 되어야 한다(남을 속일 수는 있지만 자신을 속일 수는 없다. 충분한 功力이 있어야 긴장하지 않고 여유를 유지할 수 있다).

송 또한 내적인 功이 충분한 상태를 전제로 부드러움이 생성됨을 말한다.

2016. 1. 20.

153. 허리는 바퀴의 축과 같다

이것은 단지 축이 허리에 있다는 설명이 아니라 생명의 근원인 신장 사이에 있다는 의미를 직시해야 한다. 허리의 중간에 의념을 두어라. 태극권 생성의 정점을 어디에 두어야 하는지는 이 축을 이야기함이다. 신장 사이의 중간을 이야기한다. 태극권의 중심축을 이야기하는 내용으로 아주 중요한 내용임을 알아야 한다. 무엇을 의미하는지 알게 되면 비로소 심도 있는 공부의 길을 열어갈 수 있다.

2015. 12. 28.

154. 태극권에서 정, 기, 신

태극권 수련에서는 정, 기, 신에 대하여 반드시 알아야 한다.

정(精)은 무엇인가? 기(氣)는 무엇인가? 신(神)은 무엇인가?

정(精)을 모으고, 기(氣)를 단련해서, 신(神)을 얻는다.

수련 전수에 있어서 글로 전하지 못하는 여러 가지 문제로 인해 여기까지 표현한다. 정, 기, 신을 모르고는 태극권을 심도 있게 공부했다 말할 수 없다.

2015. 12. 17.

155. 태극권 수련 마음가짐

태극권을 수련함에 있어 어떠한 마음을 가지고 수련에 임하느냐에 따라 수련을 통하여 얻는 것이 달라질 수 있다. 정심(正心 : 바른 마음), 정상(正想 : 바른 생각), 정념(正念 : 바른 뜻)을 가지고 수련에 임하여야만 좋은 결실을 맺을 수 있다. 만일 탁한 생각을 가지고 수련에 임하면 그 결과로는 탁한 산물을 얻게 되고, 부정의 생각을 가지고 접하면 그 결과로는 반드시 부정의 산물을 얻게 된다. 지도자 또한 긍정의 에너지와 긍정의 생각들로 채워 지도를 해야 한다. 그래야만 학습에 임하는 사람들도 좋은 기운을 받고 동화되어 좋은 결과물을 얻을 수 있다. 모든 것이 마음먹기에 달려 있다.

2015. 11. 30.

156. 태극권 步法은 몸을 영활하게 한다

태극권이나 실전무술이나 추수에서 보법은 아주 중요한 역할을 한다. 상대와 나의 거리를 조정해 주는 역할을 하는 것이 보(步)이다.

보(步)가 자유롭다는 것은 몸이 영활할 수 있다는 의미일 것이다. 만일 추수에서 상대방이 밀고 들어오면 일퇴일진(一退一進)하면 그 또한 제자리인 것이다. 또한 상대가 나를 잡아끌었을 때 저항하지 않고 끌려 들어가 주면 일진일퇴(一進一退)가 되어 모두가 원위치가 되는 것이다. 이 보가 깨어지는 순간에 상대와 나의 팽팽하거나 자리를 지키는 원칙이 깨어져서 성패(공방이 이루어지는 것)가 이루어진다.

이 보법은 타격기 무술에서도 핵심적인 요소이다. 상대와의 유효타격거리를 유지해야만 공격이 가능하기 때문에 유효거리를 어떻게 유지하느냐가 상대를 공격할 수 있는 관건이다. 아무리 상대가 빠른 움직임을 가지고 있다 하여도 그 거리를 내어주지 않으면 공격은 허사가 된다.

그래서 태극권에서는 상대를 제어하기 위해 보법을 다양하게 구사하고 있다. 복싱과 같이 앞발이 조금 나아가고 뒷발이 따르는 근보, 앞발을 앞으로 하는 상보, 뒷발을 내딛는 전진보, 옆으로 이동하는 측행보, 물러서는 퇴보, 뛰어 들어가는 도보, 좌우 발이 번갈아 전진하는 상전진보, 달리기를 하듯이 전진과 후퇴를 하는 활보 등이 있다.

2015. 11. 25.

157. 태극권 보법 이야기

양가태극권에서 상보에 관한 이야기이다.

상보는 정보, 허보, 궁보, 허보, 정보, 허보, 궁보 순서대로 연결되어 진행되는 발의 움직임을 이야기하는 것이다. 상보는 허보에서 궁보를 이동하거나 회수할 때 초심자의 경우 굴신을 선택하여 훈련하는 것이 좋을 듯싶다. 한번 신체의 높이를 정하면 일정한 머리의 높이를 유지하여 체력에 맞게 수련 양을 정하는 것이 좋다.

이 수련이 어느 정도 숙달되면 뿌리를 생각하여 허보, 반마보, 궁보, 허보 순서로 뒷발에서 앞발로 전달체계가 이루어지며 앞발이 뒷발보다는 약간 받아주는 힘의 양이 적어야 앞으로 힘이 전달되는 것이고 회수 할 때는 이에 반대로 유추하여 행해야 한다.

주의사항은 회수할 때에도 힘 전달 체계를 잘 유지하여야 한다는 것이다. 뿌리를 충분히 숙련시킨 이후에는 가볍게 이동하여 수련하는 것도 하나의 방법이다. 견고함을 요구할 때와 빠르고 민첩함을 요구할 때가 있으므로 느림수련과 빠름수련을 자유롭게 해야 한다.

2015. 11. 23.

158. 태극권의 단전 이야기

태극권에서 단전이란?

'당신이 氣를 단전에 가라앉히는 것만 알 뿐, 氣를 발바닥이나 땅속으로 가라앉히는 것을 모르거나 그렇게 하는 것이 잘못된 것이라고 생각한다면 당신은 더 이상 발전하지 못할 것이다.'

위의 대목은 홍균생 선생님의 글이다.

내가 알고 있는 정보나 지식이 절대적이라고 생각하면 오류에 빠지기 쉬울 수 있으니 늘 열려 있는 마음으로 다가서야 매사 진보가 있을 것이다. 위 내용이 주는 의미 또한 절대적이라고 생각하면 진보가 없을 것이다.

2015. 11. 19.

159. 중국무술(태극권)에서

'지식의 전수는 한마디의 말로 전수되는 것이지 세 권의 책으로 이루어지는 것이 아니다.'

선생이 적어서 알리고자 한 문자의 해석과 이것을 받아들이는 이의 해석에 차이가 있어 책으로 전달이 쉽지 않다는 것을 표현한 것이다. 어떤 경우는 신체적 변화에 따라 느낌을 설명하는 몸 공부이기에 이 느낌(현상)이 오는지 글로 표현할 수 없는 것들이 있다.

2015. 11. 17.

160. 태극권 수련을 잘 하는 비법은 무엇일까?

태극권 수련의 깊이가 더 깊어지기 위해 가장 중요한 방법 중의 하나는 기본 공의 깊이를 얼마나 더 정밀하게 알아가느냐이다. 보형, 수형, 신형, 보법, 수법, 신법 그리고 안법, 그리고 숨 쉬는 것. 그 안에 근본을 가지고 있다. 이것들의 조화가 잘 배합이 되면 태극권의 깊이가 깊어지는 것이다. 태극권의 근본이론은 간단하다고 말한다. 후대의 학자들이 가타부타 많은 이론을 첨삭하여 이렇게 복잡한 이론들이 성립되었다고 한다. 태극권은 한마디로 표현하면 음과 양으로 표현하는 것이다. 전진과 후퇴, 밀고 당김, 좌우, 상하, 대칭 모두가 음양이다. 음과 양을 얼마나 잘 이해하는가가 태극권을 얼마나 잘 알고 있는가와 같은 것이다. 태극권은 음, 양이다.

2015. 11. 9.

161. 태극권의 붕경을 이해하려면

태극권에서 붕경을 이해하려면 반드시 거쳐야 하고 수련해야 할 항목이 있다. 그것이 추수이다. 붕경을 이해해야만 상대를 파악할 수 있으며 그것을 통하여 공수의 변화를 읽고(청경), 그에 상응하는 여러 가지 방법으로 변화를 주어 공수를 주도할 수 있다. 붕경을 이해하는 과정에서 필수조건은 첨, 점, 연, 수이다. 이것을 이해하고 따르는 과정에 상대가 함정에 빠지게 된다. 그 중 하나를 예로 들자면 첨, 점, 연, 수의 과정에서 음과 양이 바뀌는 순간에 새로운 공간이 도래한다(즉, 정면에 서 밀고 있던 힘이 상대의 반대에서 끌어들이는 힘으로 작용이 생긴다).

붕경이 만들어져야만 비로소 몸의 움직임(자전)과 손의 움직임(공전)을 사용할 수 있다. 상대와 나의 관계에 있어서 이미 내 신체의 거리를 다 사용한 상태이지만 자전과 공전을 사용하지 않았기 때문에 공전하면서 생긴 거리와 자전하면서 만들어지는 거리를 아직도 사용할 수가 있다. 자전의 거리만큼의 거리가 생겨나고 공전의 거리만큼의 거리가 생겨난다. 이것이 다른 무술과 태극권의 차이점이다(여기에서 필수조건인 첨, 점, 연, 수가 꼭 필요하다). 어떤 이는 사정추수에 대해 이런 걸 왜 하느냐 하는 이가 있을지 몰라도 태극 선인들이 붕경을 가르치기 위해 고안한 이 방법이 신묘함을 만들어낸다. 이 원리를 이해하지 못하면 태극권의 신묘한 세계로 들어갈 수 없다. 붕경은 상대를 읽어내는 경이며 그것들을 운용하는 경 또한 팔법(붕, 리, 제, 안, 채, 열, 주, 고)이 연계되어 사용할 수가 있다.

태극권을 글로 풀어 이야기한다는 것은 결코 쉬운 문제가 아니다.

2015. 11. 6.

162. 태극권은 과연 신묘한 운동 수련일까

나는 1년여 붕경과 첨, 점, 연, 수란 화두에 매달려 지금 이 길을 가고 있다. 태극권에서 붕경은 자신을 지탱하고 알아가는 과정이며 나를 알아차린 후에는 상대를 알아가는 과정이다. 요즘 붕경에 대한 물리학의 정수를 조금씩 익혀 가는 과정으로 그 맛을 표현하기가 심히 그러하다.

태극권은 내가 알고 있는 정보로는 지구상에서 가장 뛰어난 건강 운동법이며 인체물리학의 정수(실전성 무술)로 볼 수밖에 없다. 사람들은 공부를 심도 있게 해 보지 않고 이야기한다. 수련을 통하여 신체가 조금씩 보이기 시작하고 몸의 구조적 원리를 이해해 보면 인체를 어떻게 변화시키는지 충분히 이해가 가능하다. 태극권이 사람들에게 도움을 주는 것은 건강술로써의 가치와 그 근본인 자신을 알아가는 공부이기 때문이다. 태극권은 우리가 알고 있는 정보보다 더 많은 효율성과 가치를 지니고 있으며, 그 무엇과 견줄 수 없는 하나의 바다와 같은 산물이다.

긍정을 생각하는 사람에게는 긍정의 메아리가, 부정을 생각하는 사람에게는 부정의 메아리가 온다.

2015. 11. 4.

163. 심외무도(心外武刀)

제갈공명 사당 앞 비에 새겨진 글귀가 문득 생각나 한 자 적어 본다.
제갈공명에 따르면 심외무도라 함은 마음 외에는 아무것도 없다는 의미로, 그 마음 끝이 어디로 향하느냐에 따라 사람을 살리기도 하고 죽게도 한다는 것이다. 작은 바람에도 나무가 부러지기도 하고, 큰 바람에도 아무렇지 않을 수 있다. 작은 소리에 놀라기도 하고, 큰 소리에도 아무렇지 않을 수 있다. 마음이 향하는 자리가 외부가 아닌 자기 자신을 향해야 비로소 그 마음이 바로 선다는 것이다. 태극권 수련에도 이 마음을 잘 써야 공부가 깊어지고 사람을 살리는 공부가 될 것이다.

2015. 11. 2.

164. 태극권에서 말하는 저울추

태극권에서 말하는 저울추는 외팔 저울을 말하며 저울추의 역할에 대하여 알아차리는 것이다. 저울추를 정확하게 맞추는 것은 상대방의 중심을 정확하게 파악하는 것과 같다. 저울추가 무게중심을 정확하게 맞추어내지 못하면 안쪽이나 바깥쪽으로 저울추가 쏠려 저울의 평형이 깨지는 것이다. 평형이 깨진다는 것은 상대의 중심이 무너지는 것과 같다. 공격자 입장에서는 중심을 잘 맞추어 상대를 파악하는 것이고 방어자 입장에서는 저울추가 중심을 맞추지 못하게 하여 양쪽으로 미끄러지게 하는 것이 상대의 중심을 잃어버리게 하는 것과 같다.

2015. 8. 30.

165. 태극권에서만 전사경이 있을까

흔히 진식태극권 하면 대표적인 용어가 전사경이다. 하지만 진식 태극권에만 전사경이 존재하는 것은 아니다. 중국무술이 전반적으로 내포하고 있으며 다른 무술에도 존재할 것이다. 하지만 진식태극권 하면 전사경이 있는 것은 왜일까? 그것은 진흠 선생이 진씨 태극권도설에서 전사경이라는 이론을 최초로 논하였으며 모든 초식에 전사경법의 작용을 도해하고 설명하여 현재까지 전해지고 있기 때문이다. 다른 무술의 수련에서도 절정에 달하면 전사경을 사용하지 않을까? 중국무술의 대표적인 수련법에는 전사경이라고 불리지는 않지만 전사경법을 사용하고 있다.

단지 태극권에서는 나선원리, 기어 원리, 지렛대 원리 등이 근대에 와서 명확한 과학적(물리적) 근거로 설명되어 추상적인 역학운동이 아닌 인체물리학이 된 것이다.

2015. 7. 7.

166. 태극권 기본 공

태극권 공부에 있어서 기본 공에 대한 중요성을 다시 한 번 느낀다.

정확한 보형, 정확한 수형, 정확한 보법, 정확한 수법, 정확한 신법, 정확한 안법. 정확한 형은 모든 동작의 근간을 만들어주고, 법은 흐름을 원하게 하고 동선이 잘 행해지게 하며, 신은 상하작용을 고루 연결되어지게 하며, 안은 정신을 집중하게 만든다.

2015. 7. 6.

167. 태극권에서 말하는 공전과 자전

태극권에서 말하는 공전과 자전 중 공전에 대하여 이야기하고자한다. 태극권에서 공전에 해당하는 것은 수형의 궤도를 이야기하며, 정점이 중요한 신체에서 가장 낮은 부분의 높이, 과를 중심으로 저점(낮은 지점), 몸에 가장 가까운 입(신체에 가장 가까운 부분이며 음과 양이 변화하는 지점)이며 상사점(가장 높은 지점으로 머리에서 20㎝ 높이) 다음은 신체에서 가장 멀리 떨어진 부분(어깨높이), 이 부분을 기점으로음양이 바뀌는 부분이며 다시 원점인 저점으로, 이렇게 한 바퀴 순환하는 것이 공전에 해당한다. 가장 먼 어깨높이에서부터 저점인 과그리고 신체의 가장자리 입(가슴 정중앙)까지는 장심이 신체를 바라보며, 그 나머지 부분에서는 신체의 바깥 부분을 향한다. 입과 어깨높이의 음양이 바뀌는 부분이며 과를 타고 도는 기점이다.

2015. 7. 5.

168. 태극권에서 송과 붕

태극권에서 송과 붕이 중요하다고 하는데 송은 어떤 상태를 말하며 어떤 느낌(상태)을 가져야 하는가? 붕은 어떤 상태를 말하며 어떤느낌(상태)을 가져야 하는가? 송과 붕은 무엇일까. 한번 나름대로 생각을 해 본다. 송은 이완된 상태를 말하며, 동양적 사관론으로 일원론적인 바탕을 근본으로 마음과 몸이 편안한 상태를 말한다. 송은흐느적거리는 송인 아닌 부드럽지만 탱탱한 상태를 말한다. 송과 붕은 따로 생각하기 어렵다. 송을 모르고 붕을 이야기할 수 없고, 붕을 모르고 송을 이야기할 수 있을까 싶다. 실전에 임하게 되면 송이 되었다고 생각하였으나 상대를 만나게 되면 긴장 상태로 돌변한다. 그 이유는 무엇일까 생각해 본다. 송으로부터 반대로 향하는 마음이나 몸은 자신이 충분한 수련으로 공력을 충분히 가지고 있어야 긴장하지 않는다.

자신이 자신을 잘 알기에 속일 수 없다. 넘쳐날 정도의 공력과 심(心)법이 겸비되어서 태연자약한 상태를 만들어야 할 것이다. 붕을 바탕으로 한 송이 자신할 정도의 공력과 이완 단련(이완된 상태를 유지한 근인대의 강화)된 상태를 만들어야 송과 붕을 유지할 수 있을 것이다.

송은 관절들의 송이며, 붕은 허공의 공기와 대면한 상태를 가지고 느끼는 과정을 거치고, 추수를 통하여 상대와 대면하여 관찰하고 제어하기 위한 과정이다. 자유추수는 상대편 마음까지 겨누는 그런 수련과정이라고 생각한다. 초심자를 위한 붕을 감지하고 접근 하는 법은, 개합공을 하거나 포구공을 개전하면서 느껴지는 내압이 태극권을 수련하면서 허공상태이지만 허공과 맞대는 사항이 개합(포구공) 등에서 느끼는 것과 같이 압력을 느껴야 한다(이 압력은 송, 즉 이완을 전제로 하지 않으면 허공 상태의 대기와 압력을 느낄 수 없다).

붕은 상대적인 상황에 따라 어느 정도의 붕경으로 대처할 것인가를 결정할 것이다(예를 들면 상대가 강하게 들어오는데 붕경 자체가 약하게 대처하면 무너져 뿌리채 뽑혀 버린다). 상대방의 공격이 방어자가 느끼기에 수세면 화경, 순세면 붕, 화, 채 경 등 다양하게 쓰지 않을까?

2015. 7. 4.

169. 전사경

전사경을 잘 하고 있는지를 어떻게 알 수 있는지, 그 방법을 제시해 달라는 문의가 있었다. 요즘 사람들은 머리가 명석하여, 머리로는 바로 알아차려 아는 것 같지만 실제로 알고 있는 이가 얼마나 될까 싶다. 태극권의 전사경 관련한 자료들을 살펴보면 알아차리기가 쉽지 않다고 생각한다.

그러나 태극권을 하는 많은 분들은 알고 계신다. 전사경 관련한 책의 자료들이 잘못된 것일까? 아니면 모르면서 안다고 생각하는 걸까? 전사경 말과 함께 연관되어 스쳐 지나가는 언어가, 뿌리, 벽, 충돌, 송, 과, 축, 거어, 나선, 수형의 중요성, 하나가 동하면 동하지 않는 곳이 없다. 다리로부터 동(動)하고, 몸 통지나 손끝으로 발(拔)한다.

2015. 6. 30.

170. 태극권에서 뿌리란

태극권에서 말하는 뿌리는 과연 무엇일까? 뿌리는 어떻게 해서 생성되며 어떻게 느끼거나 찾을 수 있을까? 뿌리가 이루어지려면 침이 이루어지고 일단은 벽이 생긴다. 뿌리가 생기면 땅 속으로 발이 박힌 상태를 말하는 것이 아니라 침을 강하게 한 만큼 역으로 반작용이 생기는 것이다. 반작용이 생기지 않는 가장 큰 이유는, 밀어올리는 힘을 받아주는 충돌(벽)을 이해하지 못하거나 받아내는 힘이 미미하면 뿌리를 느끼기 어려워진다(예를 들어 오른발이 뿌리를 박은 만큼 힘이 위로 솟구쳐 오는데 이것은 받아주는 왼발의 역할이 없거나 잘못되면 알기가 어려워진다). 반드시 뿌리가 되는 발의 비중이 크고 받아주는 쪽이 살짝 적어야 힘이 올라온다.

2015. 6. 27.

171. 쌍중이란

쌍중은 다른 표현으로 2개의 무게중심이다. 쌍중에 대하여 명확히 알고, 정의를 알아야 한다. 쌍중을 모르면 30년 동안 태극권을 연마해도 도루묵이라는 말이 있다. 쌍중이 그만큼 중요하다는 말이다.

쌍중이라는 말은 2개의 무게중심이다. 문제는 2개의 무개중심을 가져야 한다는 것인지, 아니면 하나만 가지라는 것인지이다. '쌍중 상태를 유지해라.' 혹은 '유지하면 안 된다.' 태극권을 공부한 많은 사람들(학자들)이 저마다 의견을 제시해 놓았는데 생각이 다르다.

쌍중 상태를 피해야만 한다. 쌍중은 무극을 이야기한다. 태극권은 이미 무극이 태극으로 변화된 상태이며 하나가 실(實)이면 하나는 허(虛)상태가 되어야 한다.

2개의 무게중심을 가지고 있다는 점에서 어떤 이는 안정이라 말한다. 그러나 무게중심이 2개인 만큼 신속한 대응에 알맞지 않다. 쌍중을 피해야 하는 것이다.

상대를 위시해 뒤쪽 편중, 그 다음은 앞쪽 편중, 그 다음이 쌍중이다(무게중심의 힘 역학 원리를 설명하는 차원이다).

태극권에서 요구되는 무게중심은, 만약 왼발에 무게중심이 있다면 오른발은 허(虛) 상태가 되고, 오른손이 실이 되어 저울추(가벼워야 함) 역할을 하는 것이다. 반대의 경우는 반대로 생각하면 된다(여기에서 저울은 양팔 저울이 아닌 옛날 저울을 말한다).

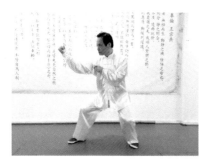
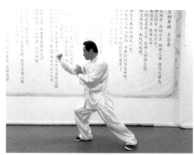

잘 된 별신추 동작　　　　　잘못된 별신추 동작

하나가 실(實)이면 하나는 반드시 허(虛)가 되어야 한다.

2015. 6. 8.

172. 태극권을 느리게 수련하는 이유 2

태극권을 느리게 수련하는 이유는 느림이 아닌 섬세함과 정밀함을 찾고자 함이다. 느리게 움직여야 비로소 빠름을 알 수 있다. 그 안의 작은 몸의 움직임까지 관찰하여 심체(心體)를 관장할 수 있다. 그리고 또 중요한 이유 중 하나는 바로 속도를 천천히 하였을 때 동중구정이 되면서 기공의 효과를 극대화 할 수 있기 때문이다.

2015. 4. 8.

173. 태극권은 정말 쉬운 운동이다

명확히 길을 알면 배우는 사람이나 가르치는 사람 모두에게 쉬운 길이다. 하지만 지도하는 사람이 명확한 길을 알지 못할 때는 둘 다 어려운 길이 된다. 태극권이 어렵다 말하는 것은 장악하지 못하여 생기는 하나의 오류를 정당화 하는 것은 아닐까? 편향학증(먼저 알고 있는 정보가 옳은 것이라고 생각하는 질병)에 걸려 있는 것이다.

알면 쉽고, 모르면 어렵다. 발전의 지름길은 열려 있는 마음이다.

2015. 3. 18.

174. 배의 방향키와 같다 2

배의 방향키와 같다는 말은 태극권의 힘 역학에서 아주 중요한 역할을 하고 있는 말이다. 상대와 나의 관계 속에서 상대가 나보다 강하지 않으면 굳이 화하거나 뒤로 물러설 필요가 없다. 하지만 힘의 효율 면에서는 화경, 인경, 발경의 연속적 활용에서 이 방향키의 역할이 절대적이다.

붕경으로 상대를 파악하고 화경으로 상대의 힘을 소멸시키거나, 상대에게 되돌려 상대를 팅겨내는 것이다. 이때 화, 인, 발경으로 상대의 힘을 무력화시키거나, 상대의 힘을 되돌려주어 자기 힘에 의해 당하게 되는 것이다. 양식 형태의 붕경에서 발경은 공력을 충분히 가지고 있을 때 효율성을 가지고 있으며, 여기에서 말하는 발경은 사각지대로 끌어들이는 인경에 수반하여 상대를 무력화시키는 방법이 큰 의미를 차지한다. 하지만 방향키는 나선형의 장법에 의해 배의 방향을 바꾸듯이 그 자체가 화경이며, 붕경이며, 발경인 것이다.

상대를 자기가 원하는 방향으로 보낼 수 있기에 배의 방향키에 비유하는 것이다. 화경을 이해하기 위해 필수적으로 이해해야만 하는 내용이다.

2015. 3. 11.

175. 기본공법이 최고의 경지를 말한다 2

태극권에서 가장 중요한 게 무엇이냐 묻는다면? 바로 기본 보형과 보법, 수형과 수법, 그리고 신법, 안법일 것이다. 기본 보형의 원리와 사용법에 대해 어떻게 사용되는지 궁리를 잘 해보아야 할 것이다. 저울추의 역할, 힘 역학의 원리의 정수가 고스란히 들어 있는 것이 기본공이다. 왜 하는지, 어떻게 하는 것인지, 무엇을 얻고자 하는지가 중요하다. 그냥 열심히 하는 것이 아니라 궁보, 마보, 부보 등 원리와 사용법, 수형과 수법의 원리를 알아야만 궁극적으로 태극권에서 찾고자 하는 것들에 쉽게 접근하고 찾을 수 있을 것이다. 신법에서는 삼절과 구절의 작용과 힘 역학 전달체계를 알아야 하고, 안법(眼法)에서는 눈 깜빡거림을 오래 버텨내는 훈련으로부터 안을 통해 신체 대처법으로 연계가 되기에 간과할 수 없다.

2015. 3. 9.

176. 태극권의 붕경은 어떻게 느끼며 알아갈까

태극권의 붕경은 기본적으로 기(氣)감을 느끼는 것으로부터 출발한다. 손바닥이 따뜻해지는 것, 손과 손이 빵빵해지는 압력, 발바닥이 따뜻해지고 아래 발바닥, 소퇴, 대퇴, 엉덩이, 척추로 기운이 내압으로 차오르는 것이다. 이것은 내부로부터 느끼며 알아가는 것이다.

외부는 손, 발, 몸통이 허공과 마찰이 느껴져야만 하고, 그 강도는 처음에 양손을 마주한 상태에서 압력이 느껴지고, 그 다음은 단수 상태에서 허공 압력을 느끼며, 허공에서 그 압력이 물속에서 손을 젓는 느낌에서 폭포수 아래 압력으로까지 느껴야만 붕경으로 사용 가능한 상태로 근접할 수 있다.

2015. 3. 2.

177. 태극권에서 말하는 오궁(五弓)이란

일신비오궁(一身備五弓)이라는 말과 동의어로 보아야 한다. 일신비오궁이란 한 몸 안에 궁(弓)이 다섯 개 존재한다는 말이다. 이것은 활의 시위를 당기는 상태, 즉 붕을 말한다.

첫째 궁은 왼발이나 오른발을 한쪽 측면으로 본다(예를 들면 좌궁을 1개 궁으로 본다. 그렇다 하여 우궁을 또 하나로 보는 것은 아니다. 왼발과 오른발, 이렇게 2개로 보지 않는다). 이것이 한쪽 발에 대한 궁이다.

둘째 궁은 왼팔이나 오른팔을 한쪽 측면으로 본다(예를 들면 왼팔을 1개 궁으로 본다. 그렇다 하여 오른팔을 또 하나의 궁으로 보지 않는다. 왼팔과 오른팔이 각각 1개의 궁으로 하여 2개의 궁으로 보지 않는다). 이것이 한쪽 손에 대한 궁이다.

셋째 궁은 왼발과 오른발을 당경으로 만든 상태를 1개의 궁으로 보는 것이다. 그것이 좌측을 향하든 우측을 향하든 하나의 궁(弓)인 것이다. 왼발과 오른발을 통채로 하나로 본 것이다.

넷째 궁은 왼손과 오른손의 음양이 만들어진 상태를 1개의 궁으로 본다.

다섯째 궁은 다리, 몸통, 손이 1개의 궁이다.

이렇게 5개의 궁으로 이루어지는 것이다.

가장 작은 궁은 단족(足)안의 궁을 1궁, 단수(手)안의 궁을 1개 궁으로 하여 2개의 궁을 형성한다.

중간 크기의 궁은 양발 안의 궁을 1개 궁으로, 양손 안의 궁을 1개 궁으로 하여 2개의 궁을 형성한다.

가장 큰 궁은 다리, 몸통, 팔의 세 부분이 하나를 형성하여 1개의 궁을 형성한다.

두 발이 2개의 궁으로, 두 손이 2개의 궁으로, 몸 전체를 1개의 궁으로 해서 5궁이라 표현한다. 태극권에서 말하는 음, 양이 존재하지 않는 표현이다. 위의 표현과 비교해서 판단하시고 이치에 맞다 생각하는 이론을 선택하여 받아들이기 바란다.

2015. 2. 16.

178. 태극권 추수에서 호흡

추수 수련 시 호흡은 자연스러워야 한다. 격렬한 추수를 20~30분 정도 수련하면 보통 땀이 많이 나고 숨이 차게 된다. 근육의 힘을 많이 사용하여 나타나는 현상으로, 긴장을 최대한 완화해야 숨이 차지 않는다. 일반적으로는 어느 정도 단계까지는 숨이 찰 수밖에 없다. 아직 졸력을 사용하는 단계이기에 나타나는 현상이다. 졸력이 최소한으로 사라지면 힘에 의한 추수를 벗어나 자유로운 상태가 되므로 숨이 차지 않으며 상대방을 자유롭게 상대할 수 있다.

2015. 2. 10.

179. 태극권 수련의 기술적인 궁극적 방향과 목표

태극권 수련에서 찾고자 하는 궁극적인 방향은 무엇일까 질문해 본다.

그것은 수많은 동작의 권가수련과 기술적인 이해를 통하여 찾고자 하는 이치를 깨닫는 것이다. 이치를 궁극적으로 찾지 못하면 새로운 기술을 볼 때마다 새로운 방어법을 찾아야 한다. 그러나 이치를 알게 되면 그 상황에 원리만 대입하면 모든 문제가 해결된다. 공부의 방향을 잘못 선택하면 만 가지 기술에 만 가지의 방어법을 찾아야 한다.

궁극적인 방향은 이치를 깨달아야만 하는 것이다.

2015. 1. 11.

180. 치료는 자가 치료가 제일

『5%는 의사가 고치고 95%는 내 몸이 고친다』라는 책이 있다(김세

현 저).

몸에서 자가 치료가 절대적 위치를 차지함을 말한다.

신체가 스스로 치유하는 면역체계가 있는데 그 면역체계가 잘 발달되어 있으면 몸이 아프거나 상처가 났을 때 몸 스스로 치유하거나 복원하는 능력이 좋아진다. 예를 들어 상처가 났는데 어떤 이는 2주 만에 상처가 치유되고, 면역체계와 복원 능력이 뛰어난 건강한 신체를 가지고 있는 이는 5일 정도면 상처가 좋아지기도 한다. 그러나 면역체계나 복원 능력이 떨어지면 상처가 잘 아물지 않고 그 시간이 길어진다.

2015. 1. 10.

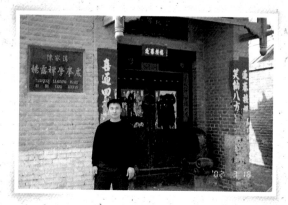

중국 진가구 양로선 생가 앞에서

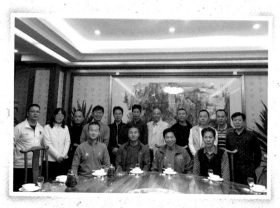

중국 산동 홍파태극권대회 이은구장문인/강대영/이대건

갈비뼈 옆구리 내측이 힘의 원천이다.

181. 태극권의 단추수와 쌍추수는 왜 수련할까

일정한 규칙을 가진 단추수나 쌍추수를 왜 수련하는가.

단추수의 기능은 상대의 중심을 파악하기 위한 훈련이다. 마주 대면한 상태에서 붕경을 통해 상대가 들어오는 힘을 파악하고 화경을 통해 소멸시키는 것이다. 상대의 중심과 내 중심 관계에서 상대의 중심을 파악하여 장악하기 위한 것이다. 내 중심을 잘 알아야 상대의 중심을 알아차릴 수 있다. 단 추수는 진식, 양식 등에서 여러 가지 형태가 있다. 그 중에서 평원이나 입원 등은 손목 관점에서 상대의 중심을 파악하는 것이고 절첩은 손목 관점으로 주(팔꿈치)까지 제어하는 것을 목적으로 한다.

쌍추수는 기본적으로 주(팔꿈치)로 상대의 중심을 장악하기 위한 훈련을 목적으로 한다. 양식형태의 쌍추수 훈련법은 주를 닿아 중심을 장악하는 훈련이다. 진식형태의 수련은 정선형태, 반선형태, 정반선의 조합 형태 등이 있으며 이 모든 것은 상대의 중심을 파악하고 장악하기 위한 훈련법이다.

2014. 12. 29.

182. 태극권에서 사정추수를 통하여 찾고자 하는 것

사정추수(四正推手), 사우추수(四隅推手)를 통하여 얻고자 하는 것은 무엇일까. 태극권 수련의 오랜 결정물인 사정, 사우추수를 통하여 찾고자 하는 요체는 과연 무엇일까.

붕경에 대한 방어는 리경으로, 리경에 대한 방어는 제경으로, 제경에 대한 방어는 안경으로, 안경에 대한 방어는 붕경으로.

대처하는 공격과 방어의 기본관계를 알아차리는 것이며 점, 수, 화, 인, 나, 발을 익혀가는 과정이다. 점은 상대와 접촉하는 것을 말하며 수는 상대를 따르는 것을 말하며 화, 인은 상대의 공격을 무산시키는 것이며 나, 발은 상대를 위험에 빠뜨리는 것이다.

상대로부터 오는 공격에 대한 방어와 방어에 대한 공격법을 익히는 과정을 통하여 신체를 영활하게 하여 상대의 중심을 파악하고 나의 중심을 알아차리지 못하게 하며 나, 발과 같이 상대로부터 위험한 상황으로 부터 빠져나와 다시 상대의 공격을 무산시키고 상대를 위험한 상태로 만들어가는 과정의 훈련법이 사정, 사우추수의 요체일 것이다.

이를 통하여 감각훈련이 좋아지면 실전으로 가는 견인차 역할이자 징검다리가 된다.

2014. 12. 23.

183. 태극권의 가치와 이해 폭

이번 태극권 세미나를 통하여 많은 생각을 갖게 되었다. 과, 전사경이란 화두를 가지고 10년 넘게 공부해왔다. 이론적, 실기적 배경을 갖게 되어 세미나 주제로 발표하였다. 단순한 책을 보고 누구에게 들어서 알아차린 부분이 아니라 이론과 많은 교류, 연구, 실기 등 검증을 통한 10년간의 결과물이다. 한편으로 오랜 시간 공부를 통하여 산출된 결과물을 쉽게 사람들과 공유한다는 게 아깝다는 생각이 들 수도 있다. 하지만 누군가가 나와 같은 생각을 가지고 공부를 한다면 전사경에 대한 해석을 풀이한 중요한 모델이 되지 않을까 싶다. 어떠한 과정이나 검증도 없이 추측으로 이야기하는 것은 아닌 것 같다. 이것은 초등학생들도 할 수 있는 이야기이다. 결과물에 대해서는 여러 가지를 비교분석하여 얻어낸 결과물을 가지고 이야기해야 한다. 하지만 이것 또한 완벽하다 할 수 없다. 그 이상의 이론적 실제와 배경이 있기 때문이다. 과거의 과학적 입증이 발전된 모순의 오류를 더 보완하여 이론적 체계를 세우며 발전하는 것이다. 수준별 학습이 중요하다는 생각이 절실히 드는 세미나였다. 내가 무엇이 부족한지 알고 있다면 그는 이미 알아가는 방향으로 다가서고 있는 것이나 마찬가지이다.

　10년은 결코 짧은 시간은 아니다. 그러나 길다 할 수도 없다. 어떠한 하나의 공부가 30년은 넘어야 물리가 막힘이 없이 트인다고 한다. 그 후도 계속 궁리하는 사람들은 변화와 발전을 가질 것이다.

2014. 12. 10.

184. 태극권 수련을 잘 하려면

　태극권을 잘 하려면 어떠한 접근법이 좋을까?

태극권을 잘 하려면 먼저 신체(인체)의 구조를 잘 이해해야 한다. 운동을 열심히 하면서도 신체의 구조를 잘 모르기 때문에 건강한 자세의 신체를 갖지 못한다. 발목과 무릎, 고관절 하반의 밸런스를 먼저 알아야 한다. 하반의 밸런스가 무너지면 골반이 틀어지고 몸 전체의 균형이 무너진다. 하반이 잘 갖추어져 있어야 하며, 몸통을 이루고 있는 골반, 미추, 요추, 흉추가 직립 상태에서 균형을 잘 갖추고 있는지 판단할 수 있어야 한다. 마지막으로는 경추(목)가 균형 있게 잘 서 있는지 판단해야 한다. 이 신체의 구조가 잘 서 있는지를 알아내는 것이 입신중정이다. 무릎이 O 혹은 X자 다리인지, 골반은 균형을 잘 이루고 있는지, 척추는 측만증이나 후만증이 없는지, 발끝부터 머리까지의 전체적인 균형이 맞는지 알아야 한다.

양발을 붙이고 선 두 발의 중심축을 측면과 정면에서 보았을 때 회음혈과 대추혈이 일직선을 이루어야 하며, 백회에서 회음혈을 중심축으로 하는 것은 기(氣) 순환의 문제로 보아야지 중심축으로 보면 안 된다.

중심축 중정은 목 아래 대추혈에서 아래 회음 부분으로 판단한다.

또한 인체 물리적인 현상을 잘 이해해야 한다. 물리적인 현상을 이해하지 못하면서 열심히 하면 효율성이 떨어질 수밖에 없다.

그리고 정확한 기본기를 알아야 한다. 기초 보형과 보법, 수형과 수법 이 왜 그렇게 되는가를 알아야 한다.

또 태극권 팔법(여덟 가지 수법)과 다섯 가지의 보법을 알아야 한다. 이 열세 가지가 변화하여 만 가지 변화를 만들어낸다.

건강을 위해서는 한 가지 태극권만 선택하여 열심히 하여도 건강을 유지할 수 있다. 하지만 태극권을 심도 있게 공부하려면 반드시 진가와 양가를 정통하게 공부해야만 다른 태극권 분야를 유추해낼 수 있다. 태극권의 원류인 진가태극권을 공부해 보지 않고 양가태극권만 하였을 때의 부족한 점, 그리고 진가태극권만 공부해보고 양가태극권으로 변화된 장점을 이해하지 못한다면 태극권의 전체적인 흐름을 이해하기 쉽지 않을 것이다(만약에 오식, 손식, 무식, 화식 등 공부를 심도 있게 하고 싶다면 반드시 이 또한 위 진식과 양식을 공부하고 앞의 태극권을 선택하는 것이 바람직할 것이다).

또 운동역학을 알아야 한다. 직선운동, 원운동(구운동), 지렛대 원리, 기어운동, 나선운동 등이 활용된다. 양가태극권에서는 위의 모든 운동을 포함하지만 나선운동(4차원적 동선)은 포함하지 않는다.

2014. 12. 2.

185. 태극권 호흡이 어떻게 요통을 완화하는가

태극권 호흡을 통해 어떻게 요통이 완화되는지 가만히 신체적 관찰을 해 보았다. 호흡이 깊어지면 척추(요추, 흉추)가 신전(이완)되며 척추뼈를 적절한 간격으로 넓혀주어 편안하게 유지할 수 있게 해줌으로써 요통을 개선시킬 수 있는 것이다. 호흡이 기침단전되면 장부와 허리가 편안해진다. 신체적으로 이완된 상태에서 호흡과 의식을 통하여 척추의 간격을 만들어 주는 것이다.

2014. 11. 17.

186. 태극권의 붕경이란

태극권에서 붕경이 경 중에서 최고라 말하는 이유는 무엇일까. 붕경(掤勁)이란 상대를 꿰뚫는 경(勁)이다. 어떤 이는 붕경을 탄두경 형태로 연상하지만 붕경은 알아차리고 선점하는 경이다.

태극권 수련에서 공기와 밀착 상태에서의 선점, 상대와의 추수나 실전 등에서 선점을 하기 위한 경이 붕경이다. 상대와의 접촉에서 붕 상태를 항시 유지하면 상대는 한 점도 들어올 수 없고, 들어온다 하여도 허망한 상태가 만들어질 뿐이다.

붕경 수련법은 기초 추수훈련(단수, 쌍수, 절첩, 사정추수, 활보추수)과 태극권권술 등을 통해 얻을 수 있다.

가장 쉽다고 생각한 것, 그것이 태극권에서 가장 깊이 있는 것이다. 붕경을 논하지 않고 태극권의 깊이를 논하지 말라. 태극권의 신묘함은 붕경으로부터 시작된다.

2014. 10. 30.

187. 배의 방향키와 같다 1

배의 방향키와 같다는 말이 있다.

어떠한 이유 때문에 이러한 이야기가 나왔을까 생각해 본다.

그 이유인즉 추수와 연관되며, 상대로부터 들어오는 힘을 진식태극권 장법이 나선형 수법의 방향키 역할을 하여 상대로부터 들어오는 힘을 손끝 방향을 통하여 자신의 의지대로 상대의 힘을 흘려보낼 수 있기 때문이다. 상대의 힘이 자신의 몸으로 들어오는 것을 나선형

장법이 방향키 역할을 하여 좌, 우, 역으로 상대에게 되돌려줄 수 있는 것이다.

2014. 10. 28.

188. 태극권을 느리게 수련하는 이유 1

태극권을 느리게 수련하는 이유는 신체의 긴장 상태를 최소화하여 기(氣), 혈(血) 순환을 원활하게 하고 신진대사를 좋게 하기 위함이다. 몸이 긴장 상태가 되면 근육이 수축하여, 물 호스를 꽉 눌러 막아버리는 것과 같이 혈액의 순환이 자유롭게 되지 못한다. 또한 자율신경계통 또한 외부 환경에 대처하기 위하여 연계작용으로 영향을 미친다. 긴장 상태가 지속되면 소화가 안 되는 이유도 이러한 것이다.

2014. 10. 24.

189. 진식태극권 정, 반선 수법

진식태극권 수법의 구분은 정, 반선으로 구분되며 그 크기에 대하여 이야기하자면 大, 中, 小로 구분된다.

예를 들어 가장 큰 원은 란찰의 형태로 가장 큰 원을 그리며, 중원은 운수와 전초, 후초 등으로 나누어지며, 가장 작은 원은 육봉사폐와 옥려천사 2번째 초식 등과 같이 나누어진다. 가장 큰 원은 상대의 뿌리를 뽑기 위해 주로 사용하고, 중간 원은 상대를 튕겨내기 위해 주로 사용하고, 작은 원은 드릴과 같이 상대를 뚫고 들어가거나 잡아당기기 위함이다.

　대, 중, 소의 역할들을 상호 유기적으로 생각해야 하지만 역할분담 차원에서 논해 본 것이다.

2014. 10. 22.

190. 신법과 수법 교차는

　수법의 교차는 상대적 점을 견고하게 만들며 신법은 상대를 벼랑 끝으로 밀어내는 형상을 만든다. 새벽바람이 전해주는 태극권의 오묘함을 느끼는 시간이다. 양생 또한 기운의 변화가 정신을 조금씩 풍족하게 만드는 시간이었다.

2014. 9. 30.

191. 태극권은 면권이다

　태극권을 수련하면서 꼭 느껴야만 하는 것이 면권이다.

　몸이나 손의 손가락, 손등, 팔등, 팔의 내측, 어깨, 몸통 등이 허공과 맞닿아 수련이 이루어져야 점, 수공을 이룰 수 있다. 허공에 대한 마찰 정도가 높아야만 내기(內氣)가 충만해지고 상대가 없지만 상대가 있는 상태로 수련이 가능하다. 공간(허공)과 신체가 만나는 지점이 추수에서 동경 상태를 느낄 수 있도록 허공에서 마찰을 느끼며 수련하는 것이 점, 연, 수를 터득하는 좋은 연계성을 가질 수 있다.

2014. 9. 19.

192. 추수, 점, 수공은 득세이다

태극권에서 점, 수공이 이루어지면 가질 수 있는 장점은 상대의 중심을 선점할 수 있는 것이다. 상대의 점, 수공에서 벗어나 공격하려면 이미 선점을 하고 있어 상대는 벼랑 끝에 내몰려 있는 상황이 되어 불리할 수밖에 없다. 점, 수공을 모르면 신묘함을 터득할 수 없다.

2014. 9. 6.

193. 추수의 또 다른 비법(저울대)

요즘 매일 머릿속에서 '저울과 같다, 저울추' 등이 머릿속을 맴돈다. 이 말이 어떠한 의미를 가질까 생각해 본다. 저울은 무게를 측정하려 만든 것이지만 태극권에서 중심을 찾기 위해 이러한 비유를 사용하지 않았나 싶다. 저울추의 역할은 평행을 유지하여 중심을 지킬 수 있게 도와주는 것이다. 본인의 중심을 반드시 알아야 상대의 중심을 알아차릴 수 있다. 상대는 나의 중심을 알아차리지 못하게 하고, 나는 상대의 중심을 장악하는 것, 이것이 저울과 저울추의 역할일 것이다.

일반 무술에서는 상대적으로 힘이 팽팽하게 유지되므로 상대 중심을 쉽게 알아차릴 수 있지만, 태극권은 관절들을 송하여 몸으로부터 멀어져 있는 팔꿈치, 손목으로 내려올수록 상대의 중심을 알아차리기 어려워 선점하기 어려워진다(중국 초작태극권 대회에서 볼 때 우리나라 선수들이 상대와 대면하여 추수의 기술을 사용할 때, 근접한 거리에서 기술을 사용할 때는 충분히 승산이 있었고 기술 또한 부족하지 않았다. 하지만 팔꿈치, 손목, 손끝으로 상대와 멀어질 때 상대를 점하는 기술들이 충분히 준비가 안 되어 있는 것을 보았다. 바로 이것이 저울추의 역할이라는 생각이 들었다).

이완되어 있는 상대의 관절들을 굳게 하여 상대방을 점하는 것이다. 저울대와 저울추의 역할을 알아차릴 때 비로소 먼 거리에서도 선점이 가능하다. 저울추는 상대의 관절을 굳게 하는 역할이고 저울은 상대와 나의 평행선상에서 중심을 아는 것이다.

2014. 9. 2.

194. 아름다운 꽃은 먼저 핀다

아름다운 꽃은 먼저 핀다. 홍균생노사는 시를 통하여 무술의 깊이가 얕은 것을 빨리 피는 꽃에 비유하였다.

태극권은 천천히 오래 남는 꽃으로 승화된다.

2014. 8. 1.

195. 진식태극권이 정밀해지려면

새벽 수련에 정, 반선이 정밀해지므로 많은 것을 더 느낄 수 있다.

진식태극권이 정밀해지려면 개합이 명확해야 하며, 정선과 반선이 나선원리에 입각하여 경선을 잘 찾는 게 관건이다.

2014. 7. 18.

196. 인중무가 바라본 나선 원리와 진식실용태극권

신체의 가장 큰 9대 관절의 의미를 다시 한 번 생각하게 된다.

큰 틀에서는 3대 관절을 말하는데, 머리와 몸통, 그리고 하반인(다리부분)을 하나의 절로, 팔은 손목, 팔꿈치, 어깨를 하나의 절로, 다리는 발목, 무릎, 고관절을 하나의 절로 하여 9대 관절로 일컫는다.

9대 관절에서 중요한 역할을 하는 곳은 이완이 필수조건이며, 9대 관절을 알아야 상대가 송을 하지 못하게 하여 관절을 제어할 수 있다. 지렛대 원리의 사용이 가능하다. 진식태극권에서 9대 관절의 중요성은 큰 의미에서 3개의 기어가 만들어지기 때문이다. 다리에서 하나의 기어가 형성되며, 몸에서, 그리고 팔에서 형성이 된다. 9대 관절을 전체적으로 이해할 때 3개의 기어가 형성이 되고, 3개의 기어가 형성될 때 비로소 나선의 원리가 형성되는 것이다.

나선원리에서 손끝, 즉 손바닥의 모양이 태극 형태를 꼭 만들어야 하며 그렇지 않으면 3개의 기어 형식이 나선원리를 100% 완성하는 데 부족함이 많다.

2014. 7. 7.

197. 태극권을 통해 비(脾), 위(胃)의 기능을 개선한다

살찐 사람과 마른 사람은 어떠한 건강상의 이유로 문제가 생기는가 하는 것이다. 건강한 몸을 가진 사람은 적당량의 필요한 만큼의 에너지원만 소화, 흡수한다. 태극권을 하면 살찐 사람은 살이 빠지고, 마른 사람은 살이 찐다고 한다. 우리가 일반적인 상식선에서 살찐 사람이 운동을 열심히 하여 지방을 분해하면 체중을 감량할 수 있다고 생각한다. 그러나 마른 사람이 살찐다는 것은 쉽지 않은 문제이다. 운동을 많이 하면 에너지 소모와 함께 체중이 증가하기 어렵다. 비만인 사람은 음식물이 많이 들어오면 배가 탈이 나거나 비워져야 하는데 그러한 기능들이 무너져 음식물이 들어오는 족족 소화, 흡수해버린다. 비, 위의 정상적인 기능이 무너져 과도한 에너지원을 섭취하는 것이다. 마른 사람은 음식물을 적게 먹는다기보다 열심히 먹는데도 소화, 흡수가 되지 않아 분비물로 배출되는 것이다. 비, 위가 정상적인 기능을 해야 적게 섭취하거나 많이 섭취하는 문제를 해결할 수 있다. 태극권의 위기와 영기를 통하여 비장과 위장이 정상적인 활동(소화, 흡수 정상기능)을 하게 되면 마른 사람도 살찌게 된다. 내부로부터 의식체계를 밖으로 하여 기(氣)를 운행하게 되면 오장을 건강하게 만들 수 있다.

2014. 6. 23.

198. 양식전통태극권 상체를 숙여 사용하는 관점은

입신중정을 지키지 않는 것이다.

전통양가태극권에서 상체를 많이 숙여 사용하는 이유에 대한 인중무의 생각을 이야기해 본다. 힘의 원리상 상체를 앞쪽으로 구부려 사용하게 되면 신체적인 힘을 효율적으로 받아 상대에게 전달, 선점할 수 있어 그리 사용하는 것이다. 그러나 전통양가에서 말하는 구결에서 상체를 반듯하게 세워 수련하라는 본질적인 이유는 입신중정이 되어 있어야 신체가 하반, 몸통, 팔, 절이 구분되어 기어의 힘을 사용할 수 있기 때문이다. 힘의 효율성으로 보면 나선형의 힘이 가장 큰 힘을 발휘할 수 있고, 그 다음은 기어의 힘, 그리고 지렛대의 힘, 그 다음으로 상체를 앞으로 약간 숙여 사용하는 것이다. 가장 안 좋은 경우는 신체가 뒤로 넘어가 있는 경우이다. 그러므로 전통양가에서 상체를 앞쪽으로 구부려 사용하는 그런 형태는 일반 무술에서 힘을 효율적으로 사용하기 위한 하나의 형태일 뿐이다. 중정이 무너지면 기어의 힘을 잘 사용할 수 없다. 양가 5대가 내려오면서 변함이 없는 입신중정을 이야기하는 것은 신체를 바르게 세워야 효율성이 높기 때문이다.

상체를 앞쪽으로 숙여 사용하는 것은 밀고 들어오는 힘을 효율적으로 방어할 수 있지만 상대가 잡아당기는 힘에는 취약한 부분을 가지고 있어 편중(쌍중)이 발생하여 피하는 것이다.

2014. 6. 4.

199. 태극권 호흡법

태극권에서의 호흡법은 자연호흡을 지향해야 한다. 태극권은 호흡을 통해 호흡량을 키워가는 수련법이 아니라 느린 행위를 통하여 시간이 지나면서 호흡량이 자연스레 좋아지게 만들어진 아주 뛰어난 수련법이다. 만일 수련자가 오랜 시간 태극권을 수련하였다면 당연히 역 복식호흡을 할 것이다. 물리적인 힘을 잘 사용하려면 역 복식호흡을 하게 된다. 일반적으로 건강을 위해 수련하게 되면 태극권의 느린 동작 수련으로써 자연호흡만으로 건강한 몸을 유지할 수 있다.

2014. 6. 2.

200. 침견수주(沈肩垂肘)의 재해석

침견수주(沈肩垂肘)는 어깨와 팔꿈치를 떨군다. 이것을 일반적인 의미로 많이 인식하고 있다. 침견수주는 목과 어깨의 긴장을 완화하기 위해서는 필수 조건이다. 어깨나 팔꿈치가 들리면 일반적으로 긴장 상태가 되기 쉬우므로 어깨와 팔꿈치를 떨구는 것이다. 진식태극권에서 운동역학적 접근으로 보면 침견수주는 팔꿈치를 옆구리 갈비뼈에 붙여야 가장 효율적인 힘 역학이 생긴다. 이 수준은 몸 역학의 정수를 말하는 것이다.

2014. 3. 20.

201. 허령정경(虛靈頂勁)

태극권의 요결 중 가장 추상적인 요결 같다. 虛(빌 허), 靈(신령 령, 영묘할 영), 頂(정수리 정), 勁(굳셀 경)이다.

척추와 목을 바로 세우고, 머리가 매달려 있는 듯하고, 꼬리뼈에 추가 달린 듯이 하여 기를 원활하게 소통하라. 척추의 간극들이 열려져 정수리까지 일기 관통을 말하는 것이다. 부드럽지만 그 안에 강함을 말하고 있다. 태극권 요결 중 가장 어려운 문제가 아닐까 싶다.

일기관통, 내관을 만드는 것이다(내관이 형성되어야 비로소 탄두경이 만들어지는 것이다). 허령정경을 이렇게 설명하고 싶다.

유압기의 압력을 아래쪽 극점까지 누르면 압력이 밀려 올라오는 성질이 생겨날 수밖에 없다. 그 유압의 압력 때문에 위로 밀려 올라오는 힘이 척추의 간극을 밀어올려 정수리까지 원활하게 한다.

경이 말하는 군세다는 것은 태극권 수련에서 기침단전을 함으로써 하체에 유압 작용을 하게 되어 강한 내압이 다리 아래에서부터 천천히 차올라와 소퇴, 대퇴, 둔부, 요추, 흉추, 경추를 형성하는 것이다.

허령정경은 태극권 수련 요결 중 내경의 몸을 만드는 핵심적인 요결이다.

2014. 3. 13.

202. 기침단전(氣沈丹田)의 인중무식 재해석

기침단전은 마음을 가라앉혀 호흡을 통하여 기(氣)를 단전(丹田)에 모으는 것이다. 기침단전은 일반적으로 호흡을 통한 기침단전을 이야기한다.

하지만 태극권은 그보다 과학적인 방법으로 쉽게 접근할 수 있게 기침단전을 만들어 태극권 속에 내재될 수 있도록 만들어 놓았다.

기초 보형이 근간이 되어 하반이 낮은 자세를 취하게 되므로 자동적으로 자세를 잡고 버텨내면 기침단전(氣沈丹田)이 이루어질 수 있게 만들어져 있다. 기본 보형에서 호흡이 수반되어 처음엔 아랫배와 손끝에 집중하여 전달하고, 그 다음은 다리 쪽까지 근간을 두면서 발바닥 용천혈까지 의식을 보내면 효과적이다. 자세를 낮게 하여 의식이 하반 쪽으로 쏠릴 수밖에 없어 자동적으로 기침단전이 이루어진다.

태극권은 진화가 잘 된 스포츠 과학혁명이다.

2014. 3. 11.

203. 기(氣)는 무엇으로 움직일 수 있는가

너무 간단한 질문이다. 하지만 선뜻 대답하지 못한다.

기는 무엇으로 움직여지는가? 보통 '호흡' 혹은 '잘 모르겠다'고 한다. 태극권을 수련하여도 태극권론 공부에 대하여 깊이 생각해 보지 않았기 때문이다.

태극권의 삼체는 정, 기, 신으로 기(氣)의 수련이 상당히 중요한 부문을 차지하고 있음에도 불구하고 간과하는 경우가 많다.

기는 의식을 통하여 작동된다. 태극권 요결에 의기상련이라 하여 의식을 집중하는 곳에 기가 따른다 하였다.

호흡 또한 중요한 역할을 하지만 보조적 수단이다.

의기상련은 기가 의식을 통하여 움직여지고 호흡이 그 역할을 더 할 수 있게 협력한다는 것이다.

2014. 3. 10.

204. 참장공 수련은 왜 하는가

참장공 수련을 어떻게 하는지도 중요하지만, 왜 하는지 그 이유에 대하여 먼저 알아야 할 것이다. 태극권은 움직이는 수련과 움직이지 않는 수련의 결합체이다. 신체의 움직임은 근육의 긴장 상태를 불러오기 쉬우므로 움직이지 않는 정공수련을 통하여 태극권으로 갈 수 있는 편안한 바탕의 길을 닦기 위한 선행 단계이다 (움직이지 않는 상태에서는 신체를 편안하게 만들기 쉽지만, 움직이면서 편안하게 만들기는 조금 더 어렵기 때문이다). 정공(참장공)을 통하여 침견추

주, 함흉발배, 허령정경, 송요과, 기침단전, 내외상합, 용의불용력, 의기상련 등의 원리를 체득하기 위하여 참장공 수련을 하는 것이다. 요결을 잘 지켜야 하는 이유는, 예를 들어 허령정경이 잘 이루어지지 않으면 중심축이 맞지 않아 그것을 버텨내기 위하여 에너지소비가 많아져 운기에 도움이 되지 않기 때문이다. 그러기에 요결을 잘 지켜야 수련에 효과적이다. 참장공을 통하여 내기가 충만해지고, 전신의 의식을 주재할 수 있을 때 비로소 동공으로 변화를 시도해 보는 것이 좋을 것이다. 동공으로의 변화 단계에서 하체의 변화는 참장과 같이 고정된 상태를 유지하고, 상체 변화만을 통하여 동중구정을 느껴보는 수련의 과정을 거치고, 이후에 보의 움직임을 통해 상하상수, 분허실, 상련부단, 식식균균 등의 단계로 통하여 태극권을 구사하는 것이 태극권 수련 변화를 쉽게 느낄 수 있는 것이다.

참장수련은 움직이지 않는 정공을 통하여 신체의 바름, 운기, 의식 주재, 신체의 긴장 상태를 완화하여 동공(태극권)으로 가기위한 전초 수련법이다. 정공 수련이 잘 이뤄져야만 동공에서 위 조건들이 지켜질 가능성이 높아진다.

참장수련은 태극권 수련을 돕기 위한 하나의 보조수단이라 할 수 있다.

2014. 2. 6.

205. 태극권 과에 대한 올바른 생각

태극권에서 과란 어떤 의미 부여를 할 수 있을까?
신체의 관절 중에 어깨관절과 고관절이 가장 큰 관절로 구성되어 있어 중요한 역할을 한다. 이 고관절은 지면으로부터 타고 올라오는 전사경의 힘을 전달시키는 동력원인 것이다. 과가 중요한 본질적인 이유는 신체에서 나오는 힘을 효율적으로 잘 사용하기 위함이다. 과를 사용하지 않는 사람은 전선이 끊어져 있어 전류를 흘러보내지 못하는 상황을 연출하는 것이나 다름없게 되는 것이다. 태극권에서는 삼절을 중요시한다. 발목과 무릎과 고관절, 손목과 팔꿈치와 어깨 관절, 다리와 몸통과 머리이다. 이런 절들을 잘 사용해야 기어 역할을 할 수 있고, 진식에서 말하는 나선의 역할들이 이루어진다. 과의 사용 전달체계의 부조화는 지면을 밀착하는 발바닥의 변화가 생길 때나, 힘이 올라올 때 발목, 무릎, 허리 순의 전달체계에서 과를 지나쳐 버리고 바로 몸통으로 가버리기 때문에 힘의 전달체계가 잘 이루어지지 못하게 된다. 이에 과를 강조하는 것이다. 장련은 선생 말씀으로 태극권에서 과는 발동기(발전기)역할을 하는 것이라고 하셨다. 과를 모르면 태극권을 아무리 열심히 수련하여도 30% 완성에 그칠 수밖에 없다고 하였다. 잘못된 이해를 돕는 차원에서 한마디 언급을 더 한다면, 과를 사용하지 않으면 무릎이 아프다고 표현하는 경우가 인터넷상에서 자주 오르내린다. 나만 잘 하고 있고 남들은 잘못 알고 있다는 듯 폄하하는데 한마디로 말하면 과를 사용하지 않아도 무릎에 이상은 생기지 않는다. 다만 학습자나 지도자가 태극권을 배울 때 지켜야 할 기본 규칙을 잘 몰라 일어나는 하나의 현상 이거나, 몸은 만들어져 있지 않은데 과도하게 무리하여 사용해 생기는 하나의 현상일 뿐이다.

2014. 3. 4.

206. 태극권 추수에 대하여

태극권 추수에 대한 오해와 진실을 생각해 본다.

태극권 추수는 무술로써 어떠한 의미를 부여받을 수 있을까?

300~400년의 태극권 역사에서 만들어낸 고도의 감각훈련법이다.

이를 무술의 절대적 위치에 올려놓고 실력을 뽐내는 것은 생각이 만들어낸 하나의 산물이다. 태극권 추수는 감각훈련을 고도로 발달시켜 실전무술로 가는 하나의 견인차 역할이다. 태극권이 무술로 이용되는 것은 '타'(치는 기술), '나'(꺾는 기술), '솔'(넘어뜨리는 기술)등과 함께 추수를 통한 공방에 대한 감각훈련이 만들어낸 하나의 결합적인 산물인 것이다.

어떤 무술을 수련하면서 만약 주먹을 지르는 공격훈련을 한다면 그 다음으로는 방어법을 구사한다. 상대와 함께 공격과 방어의 훈련과정을 거쳐 그 다음 단계에서 실전으로 응용한다. 그러나 태극권에서는 추수라는 독특한 감각훈련법을 고안해서 힘의 원리를 체득하는 수련법이 첨가되었다. 이것이 그 깊이를 오묘하게 만들어낸다.

추수는 고도의 감각훈련이다.

2014. 2. 28.

207. 태극권에서 기란

기(氣)는 정, 기, 신의 3대 요체 중 하나로 중요하게 생각하는데, 기는 신체를 보호하고 소통시키며 모든 역할(건강과 호신)을 돕는다. 수련을 할 때 정, 기, 신이 골고루 발달되어야 호신무술이나 건강수련법으로 최고 경지에 이르게 되어 있다. 기는 혈액순환을 돕는 역할을 한다. 기가 약하면 혈액순환이 잘 되지 않는다. 무술로써도 기가 강하게 되면 신체의 내압이 강하게 생성되어 큰 힘을 효율적으로 사용할 수 있다. 신체적 발달, 정신적 발달, 氣적 발달의 세 가지가 유기적으로 발달되어야 태극권의 또 다른 좋은 차원을 만날 수 있다. 태극권의 물리적 현상을 잘 이해해 보면 원리는 간단하다. 어려운 것은 잘 모르기 때문이다. 명확히 알면 쉬워진다.

기초 학문적 지식만 있으면 충분히 쉽게 접근하고 이해할 수 있다. 무엇이든 알면 쉽고, 모르면 어렵다.

2013. 11. 21.

208. 태극권의 호흡이란

태극권에서의 호흡법은 자연호흡을 지향해야 한다. 만일 초보자가 본인의 호흡량에 맞지 않게 호흡을 수련하게 되면 뇌에 산소공급이 용이하지 않게 되어 어지러워지거나 구토가 나올 수도 있다. 태극권은 호흡을 통해 호흡량을 키워가는 수련법이 아니라 느린 행위를 통하여 시간이 지나면서 자연스레 호흡량이 좋아지게 만들어진 아주 뛰어난 수련법이다. 만일 수련자가 오랜 세월 태극권을 수련하였다면 당연히 역 복식호흡을 할 것이다. 왜냐하면 음양의 원리에 입각하여 호흡을 발산하면 신체의 의식을 당연히 침해야 하기 때문이다.

2013. 11. 16.

209. 음양이란

양과 음은 상생의 의미로 가치를 더한다.

2013. 11. 15.

210. 새벽길에서 7(전사법)

오늘 수련의 주 수련은 전사법과 채를 활용한 진식실용태극권의 수련이다. 채가 형성된 상태에서 전사경 원리의 근간을 가지고 태극권 권술을 한 번 완성하는 데 한 시간이 조금 더 걸리는 것 같다. 념이 떠오르고, 그 념을 덜어내고를 반복하여 시간이 꽤 걸린다. 뿌리에서부터 근간을 가진 전사경법으로 태극권 전체를 완성한다. 또 다른 지평을 여는 새벽 시간이었다. 변화된 내일을 위해 그 길을 걸어간다.

2013. 10. 10.

211. 새벽길에서 6(요즘 관념은)

새벽길은 氣를 증폭하는 데 더하는 길이 크고, 아침은 늘상 우리에게 새로운 것을 던져준다. 요즘 수련의 주 관점은 정, 반선의 원리를 확고하게 만드는 것이다. 몸통을 주(主)로 하는 변형체계는 과를 중심으로 하나의 통으로 몸을 움직이고, 주(어깨) 중심으로 하는 나선은 전사는 팔꿈치와 손목, 손끝의 미묘한 움직임의 변화들로 자전과 공전을 만들어간다. 이로써 두 개의 기어 역할을 정확히 알아차릴 수 있다. 정반선의 주 수련은 정선과 반선 안에서 음양을 찾는 것이 무엇보다 중요하다. 보형 안에, 보법 안에, 수형 안에, 수법 안에, 보법과 수법 안에, 단수 안에 음양이 존재함을 느끼고 이에 따른 수련을 더한다. 힘은 발로부터 전사가 과로부터 증폭하여 몸통을 타고 어깨와 팔꿈치를 통해 손목, 손끝으로 힘이 전달되는 것이다. 이렇게 한 번 나아감은 반드시 회수를 전제로 하며, 이 또한 발을 중심으로 과에서 당겨주고 몸통의 반전과 손 반전의 역할들이 중요하다. 장심의 태극형상이 중요한 역할을 한다.

2013. 10. 2.

212. 바람은

바람이 불면 나뭇가지가 이리저리 휘날리며 태극권 손짓을 한다. 이는 자기 의지와는 상관없는 바람의 작용이다. 바람을 일으키는 그 근본인 뿌리는 발에 있으며, 바람에 휘날리는 손의 움직임이 아닌, 몸짓에 의한 손짓을 해야 한다.

2013. 9. 18.

213. 인시 수련

새벽 3~5시 수련은 기혈이 폐경으로 흘러들어가 기력이 왕성해지는 시이다.

2013. 9. 17.

214. 새벽길에서 5(몸 따라, 생각 따라, 기운 따라)

요즘 새벽 수련은 자연이 이끄는 대로 행하고 있다.

땅 기운이 자연에서 일어나 육체와 하나 되어 身을 만들어간다.

차오르는 기운과 몸의 변화를 그대로 실감한다.

생각이 마음을, 마음이 몸을 만들고, 몸이 자연과 동화된다.

2013. 9. 13.

215. 태극권 정, 반, 합

모든 근간은 뿌리이며 그 뿌리에서 작용한다. 뿌리가 튼튼하면 과에서 발전기 작용이 강력해지고 몸통을 타고 돌아 손끝에 이른다.

요즘 주된 수련은 정, 반선의 배합이다.

몸통의 중심선과 보법 수형의 유동 각도는 90도 이내이며 그것을 넘어갈 시 힘이 분산된다.

2013. 9. 2.

216. 중국 하남 진가구 태극권 수련터에서

태극권은 하나가 둘로 나누어지고, 둘이 반드시 하나로 합쳐져 권가가 이루어진다. 이것은 공방의 변화를 투로 안에 삽입하여 만들어 놓은 것이다. 상대의 공격을 둘로 나누어지게 하여 방어자의 공격 중심을 찾지 못하게 기본적인 원리를 취하였다.

또한 공격자는 두 개의 분산된 힘을 하나로 합쳐 효율성을 극대화하기위한 원리로 담아서 투로가 이루어진다(1-2-1-2-1). 무극과 음양의 변화가 연속적으로 이루어진다.

진가태극권을 제대로 이해하는 데 가장 큰 것은 뿌리와 전사경법을 이해하는 것이다.

많은 사람들이 오해하는 것은, 모르는 것을 모른다고 인정하지 않는 데에서 기인한다. 이것이 발전하지 못하는 까닭이다. 생각과 사실은 다를 수 있다. 생각을 검증하는 실제가 뒤따라야 한다.

2013. 8. 24.

217. 상허하실(上虛下實)

상허하실(上虛下實)은 상체가 편안한 상태를 유지하려면 하체가 건고하게 지탱하여야 상체가 긴장하지 않고 편안하게 유지될 수 있다는 것이다. 하반이 약한 상태에서는 아무리 상체의 힘을 빼려고 하여도 자세가 불완전하여 몸이 경직되므로 힘을 뺄 수가 없다. 태극권의 이완 상태를 잘 만드는 관건 중 하나는 하반이 튼튼해야 한다는 것이다.

2013. 7. 12.

218. 진흠의 귀(耳)

진흠은 말했다. '귀는 몸의 뒤에서 무슨 일이 일어나는지를 들어야 한다.' 뒤에서 오는 상대방의 공격으로부터 자신을 지키기 위한 것이다.

2013. 7. 5.

219. 내외합일(內外合一)

외삼합(外三合)은 신체 외부의 조합을 말한다.

수여족합(手與足合)은 손과 발의 조합을 이루어야 한다는 것이다.

주여슬합(肘與膝合)은 팔꿈치와 무릎이 합이 되어 움직인다는 것이다.

견여과합(肩與胯合)은 어깨와 과(고관절)가 합이 되어 움직여야 한다는 것이다.

말의 의미는 쉬우나, 외삼합이 잘 이루어져야 힘의 동선과 전달 체계를 알 수 있다.

내삼합(內三合)은 신체 내부의 조합을 말한다.

심여의합(心與意合)은 마음과 의식(뜻)이 합이 되어 하나가 되어야 한다는 것이다.

의여기합(意與氣合)은 의식과 기가 합이 되어 하나가 되어야 한다는 것이다.

기여력합(氣與力合)은 기와 힘이 합이 되어 하나가 되어야 한다는 것이다.

내 삼합은 심법을 바탕으로 의, 기, 력을 어떻게 배합해서 사용할 것인가.

2013. 7. 1.

220. 원(圓)이 구(球)가 되고

원(圓)의 시작점과 구(球)의 시작점을 알 수 있는가.

태극권은 원(圓)으로 시작하여 구(球)로 변화해 가며, 수많은 원(圓)들의 집합체가 구(球)가 된다.

태극권에서 말하는 구는 기름이 잔뜩 묻어 있는 구슬 같은 구를 말하며, 기름이 잔뜩 묻어 있어서 밀려고 하면 정중앙에서 한쪽으로 미끄러지듯 좌우상하로 미끄러져 분산되는 힘을 가진 구(球)가 된다.

2013. 6. 17.

221. 정선, 반선 손의 위치

태극권의 정선, 반선 시 장심을 가슴에 붙여주는 경우와 입에 붙여주는 경우가 있는데, 가슴에 붙여주는 경우 힘을 용이하게 사용하기 위함이고 입에 붙여 사용하는 것은 공방을 용이하게 하기 위함이다. 장련은노사 말씀이다.

2013. 6. 15.

222. 전사경을 이용한 퇴수

진식태극권 추수의 밀어내는 기술은 눈에는 잘 보이지 않지만 전사경을 이용하여 상대편을 밀쳐낸다. 관절의 굴신만 사용하는 형태와 외형적으로는 비슷해 보이지만 전사를 사용하였을 때의 위력은 대단하다.

일반 무술을 하는 사람들이 알아차리지 못하는 이유는, 나선의 위력은 알지만 신체를 통해 구사하는 원리를 이해하지 못하고 있기 때문이다.

2013. 6. 10.

223. 양식태극권 108식

양식태극권 108식(황명산), 103식(양진탁), 85식(부종문), 78식(양징보) 이 네 가지 투로의 내용은 같다.

예를 들면 야마분종을 세 동작으로 분류한 경우와 한 동작으로 분류한 경우가 있다. 이 차이에 따라 달라지는 것이다.

2013. 6. 8.

224. 진발과노사 수련법의 지도변화

원본은 진발과의 형태와는 또 다른 것이다.

진발과로부터 배우기 시작한 후 20년이 지난 1956년에 나는 진흠의 이론과 진발과의 가르침에 따른 오래된 형태를 변화시켰다. 그리고 그것은 수년간의 가르침으로부터 얻은 나의 경험이었다. 나는 진발과노사에게 이 수련법을 점검받고 보여주기 위해 북경으로 갔다. 그는 나의 수련법에 대하여 외향적인 것보다는 원리에 집중하라고 격려하였고, 자신 또한 마찬가지로 원리가 중요하다고 즉시 나를 확

신시켰다. 지금 나는 그가 의미하는 것을 이해했다. 왜냐하면 그 수련 원리(시스템)를 가지고 진발과노사는 후에 풍지강을 가르쳤다. 이것은 진발과노사가 자신의 수련 원리와 방법 등을 변화, 발전시키고 있다는 것을 보여주고 있는 것이다.

홍균생 선생님 글 중에서

225. 기본공법이 최고의 경지를 말한다 1

　태극권 수련의 최고의 경지는 강건한 몸과 최고의 회복력이라 말할 수 있지 않을까? 태극권 수련의 왕도는 올바른 기본공이 최고의 태극권을 만들어주는 데 있는 듯하다. 모든 이치는 기본공 안에 있음을 알면 돌아가야 할 이유가 없지 않은가. 자신의 수준에 맞게 기본공법을 충실히 이행하다 보면 그 길이 마음 닿는 데로 열린다. 고정되어 있는 나와, 움직이는 나를 잘 관찰해 보면 늘 고정된 나를 먼저 바라본다. 양면적 나를 잘 관찰하여 능동적으로 바라보며 관망하리라.

2013. 1. 23.

226. 태극권 수련 중에

　행위를 수천 번, 수만 번 행하다 보면 문득 이치를 알게 되는 그것이 하나의 깨달음이다. 알아간다는 것은 완전성이 아닌 발전의 의미이다. 몸 힘의 원천은 중심에서 시작하여 나아가고 상대적 힘 또한

중심으로 향한다. 왜 그게 이치에 합당하다 할까? 그것이 상대의 중
정을 파악할 수 있는 근간이 된다.

2013. 1. 9.

227. 부드러움

무술을 수련함은 심신이 강건(剛建)해지려는 것이다.

지극히 부드러움 속에 강건함은 예속일 뿐이다.

태극권의 부드러움은 그 안에 강함이 내포되어 있다.

부드러움이 강함을 제어할 수 있는 이유는, 부드러움 안에 이미 강
함이 들어있기 때문이다.

연약함과 부드러움의 차이를 생각해야 한다.

2012. 12. 30.

228. 태극권의 송(鬆)

태극권에서 송(鬆)의 의미는 무엇일까?

굳은 힘, 강한 것, 경직됨, 내면에서 약함을 보완하고자 하는 강
한 마음, 이러한 것들로부터의 자유로움이 아닐까? 정신적으로 편안
한 상태와 육체적으로 편안한 상태이다. 마음은 의식으로부터 출발
하여 몸에 부여하여 그 상태로 표출된다. 이미 존재하고 있는 내재된
功力이 밖으로 표출 시 강함이 보이는 것은 아직 강함이 부족하여
나타나는 현상이다.

마음으로부터 지극히 고요함이 첫째요, 행위로부터 그 부드러움이 둘째요, 그 고요한 부드러움 속에 강함이 존재하는 것이 셋째요, 이미 강하여 부드러울 수밖에 없는 것이 넷째이다.

2012. 12. 20.

229. 동자연지묘

동자연지묘(同自然之妙), 유비역운지능성(有非力運之能成).

자연스러움은 정교함과 같고, 억지 힘을 사용하지 않으면 능히 이룰 수 있다. 태극권이 태극권다움은 자연스러움과 편안함을 추구하는 데 있다.

2012. 12. 19.

230. 쌍순쌍역(雙順雙逆)

쌍순쌍역은 양수법이 순전(順纏)이거나 역전(逆纏)이다.

右手는 발출을, 左手는 끌어당김이 전제된다(右手나 左手가 반대이기도 하다).

2012. 12. 18.

231. 일순일역(一順一逆)

일순일역은 하나가 순전(順纏)이면 또 다른 하나가 역전(逆纏)이다. 하반(다리)이나, 수법에 동일하게 적용된다.

2012. 12. 17.

232. 새벽길에서 4

새벽 태극권 연공은 뿌리에 근간을 두어 수련에 치중하며 양양, 음음에 편중되지 않는 것과 개합 수련에 마음을 두고 있다. 하늘과 사람과 땅, 이 삼체가 상호적, 유기적 관계를 잘 형성할 때 비로소 음양의 원리가 적용되며, 태극권이 태극권다워지는 것을 알 수 있다. 태극권을 연공하는 나를 중심에 두고 음과 양이 존재한다.

태극권 수련의 또 다른 정점에 선 자신을 발견할 수 있다.

2012. 10. 26.

233. 진식노가와 실용태극권 차이

실용태극권의 원형은 진식노가를 모태로 하여 그 원형이 그대로 살아있으며 품격이나 흐름 또한 그대로이다. 노가와 실용의 차이점에 대해서는 포인트를 어디에 두느냐에 따라 전혀 다르게 보이지만 그렇지 않다. 단지 표현해내는 품성이 다르다. 이는 소리의 발성과 같다.

2012. 10. 14.

234. 태극권의 개합, 음양 허실 전사

　태극권의 전사 주체는 뿌리로부터 음양이 만들어져 힘이 타고 올라와 과에 증폭되어 허리를 타고 몸이 주체가 되어 손을 타고 돌아간다.

　모든 동작 수련에는 뿌리를 가진 허실과 그렇지 않은(영활한) 허실 모두를 가지고 있어야 한다. 뿌리를 형성하고 음양에 의한 대치가 과(跨)에서 변환과정을 통하여 발산해주는 수련이 중요하다.

　음양(陰陽)은 충돌에 의하여 힘이 생성된다.

2012. 10. 10.

235. 태극권의 빠름과 느림

　하루라는 시간 속 빠름과 느림이란?

　빠르게 수련하는 것이나 느리게 수련하는 것이나 하루라는 시계의 시간 안에서는 나의 움직임과는 관련 없이 동일하게 적용된다. 빠름과 느림은 생각과 관념의 차이일 뿐이다.

2012. 10. 5.

236. 새벽길에서 3(음양태극과 삼태극)

　새벽 가로등 불빛 사이로 떨어지는 낙엽과 조경용 사과, 그리고 새털구름 사이로 환하게 빛나는 별들이 조용히 나에게 답을 전한다.

왜 나라는 존재를 놓치고 있었을까 하는 생각이 든다. 음양을 다른 표현으로 태극이라 말한다면 나는 음(陰), 양(陽), 그리고 나를 삼태극이라 말하려 한다. 음양의 태극은 변화를 의미하며, 삼태극은 순환을 말한다. 낙엽이 떨어지는 현상이 지구의 중력 작용을 말하며, 하늘의 기운(天氣), 그리고 사용자인 나. 중력과 천기를 사용하는 나를 의미한다.

하나는 양(陽)이요, 나아감을 말하며, 둘은 음(陰)이요, 거두어들임을 말하며, 셋은 주체인 나를 말한다. 태극권에서 공, 방의 변화인 음양과 순환체계인 나의 변화를 원활하게 하는 과(跨)의 유주계를 말한다. 精, 氣, 神 또한 삼태극을 논하는 것이다.

2012. 9. 28.

237. 새벽길에서 2

오랜만에 달과 별빛 속에서 행공을 해 본다.

여전히 이 시간은 땅기운이 올라오는 시간이라 기운이 강함을 느낄 수 있다.

기의 흐름이 원활하고 강하여 온몸의 소통이 태극권 수련의 공력을 증진시키기에 좋은 것 같다.

종종 흐름을 따라가보련다.

2012. 9. 12.

238. 태극권 음(陰)중에 양(陽)이 있고, 양(陽)중에 음(陰)이 있다

태극권은 음과 양으로 양분되며, 음(陰)안에 양(陽)이 존재함을 알아야한다. 또한 양(陽)안에 음(陰)이 존재함을 알아야 한다.

나가는 힘 속에 끌어당기는 힘이 생성되어야 하며, 끌어당김 속에 나아가는 힘이 발생되어야 한다.

이것이 음 중에 양이 있고, 양 중에 음이 있음을 말한다.

태극권에서 뿌리, 전사경, 음중 양, 양중 음, 이완 등이 태극권의 4대 요체이다.

뿌리는 견고함과 부드러움이 존재해야 한다는 것이다. 전사경은 나아감과 받아들임이 존재한다는 것이다. 음중 양, 양중 음은 나아가는 힘과 끌어당기는 힘이 공존해야 한다는 것이다. 방송(이완)은 부드러움과 견고함이 상호보완적 작용을 해야 한다는 것이다.

2012. 12. 14.

239. 태극권 수련의 접근법

태극권을 수련할 시 정심(精心), 기(氣), 신(身)이 고루 발전되어야 한다.

마음가짐, 즉 심성의 변화가 태극권 수련의 3분의 1을, 氣 수련이 3분의 1을, 身, 즉 육체적 단련이 3분의 1이 되어 골고루 발달되어야 태극권의 깊은 경지를 이룰 수 있다. 어떤 사람은 기에 치우쳐 있다. 어떤 사람은 신체적 단련에만 치우쳐 있다. 기 수련이나 신체적 단련을 포함하여 심성의 변화가 이루어져 고요해지면 또 다른 경지를 볼 수 있다.

태극권 수련에서 體를 만드는 방법으로 태극권 권법연습이나 추수, 태극 연공단련 등이 있는데 국내에선 단련법들이 많이 알려져 있지 않은 것으로 보인다.

2012. 12. 2.

240. 무술을 하게 되면

『도인』이라는 책에 나오는 내용이다.

'무술을 하면 건강이 좋아질뿐더러, 인생을 살아가면서 어떤 일도 할 수 있다는 자신감이 생긴다. 무술의 모든 것을 마스터하게 되면 그것은 너의 인격을 형성시켜 줄 뿐 아니라 네 앞에 놓여 있는 어떤 운명과도 맞서 나갈 수 있는 힘을 얻게 되는 것이다.'

여기서 어떤 일도 할 수 있다는 자신감이 길러진다는 대목은, 끈기와 내적 정신의 함양이 깃든다는 것이다.

2011. 11. 24.

241. 새벽길에서 1

거대한 저 소나무도 매일매일 조금씩 자라나서 아름드리 형체를 이루듯, 무언가를 이루기 위하여 매일 조금씩 노력하다 보면 어느새 이만큼 커져 있을 것이다. 태극권을 수련하고 성취하고자 하는 열정과 마음으로 한 걸음씩 노력하다 보면 언젠가는 저 소나무처럼 거대한 고목이 되지 않을까 싶다. 요즘은 태극권을 어떤 관점으로 바라보며 수련해야 하는지 다시 한 번 생각하고 있다. 태극권의 음양의 조화, 평원과 입원, 그리고 구, 과, 전사, 생각과 마음의 변화, 건강을 위한 태극권, 태극권의 대중화, 과학적인 태극권, 이치에 합당한 태극권, 이러한 것들이 우리 인간에게 이로움을 줄 수 있는 큰 선물이지 않나 싶다. 태극권은 신비로운 수련법이 아니다. 몸의 긴장을 이완하여 혈액순환을 원활하게 하고, 근육과 인대를 강화하며, 뼈대를 바르게 세우고, 튼튼하기 위함이다. 몸이 편안해지면 마음 또한 편안해지고, 생각 또한 자유롭게 된다.

2011. 11. 20.

242. 태극권의 기술에 대한 생각

흔히 태극권에서 밀어 넘어뜨리는 추수를 대표적 기술로 이해하고 있다.

그러나 나는 태극권 주요 기술에 대해 '타'(치는 기술), '나'(잡는 기술, 꺾는 기술), '솔'(넘어트리는 기술)을 대표적인 기법으로 이해한다.

예를 들어 정선(난찰의)에서 신체를 중심으로 발할 때, '나'의 기술이 첫 번째로 이루어지고, '솔'이 두 번째, '타'가 세 번째로 이루어지는 것을 볼 수 있다. 어떤노사 분들은 난찰의를 고, 주, 편(어깨, 팔꿈치, 채찍을 후리듯)으로도 설명한다.

태극권의 용법들은 모든 동작에 이렇게 세 가지 기술을 포함하고 있는 것 같다. 위의 세 가지 조합에 의해 기술들이 변화한다. 예를 들면 '나'와 '솔', '나'와 '타' 등이다.

2011. 9. 23.

243. 용의불용력(用意不用力)

　용의불용력(用意不用力)에서 힘을 사용하지 않고 의식만을 사용한다는 것은 틀린 것 같다. 의식을 사용하고 불필요한 용력을 사용하지 않는 다는 것이 나의 생각이다. 작용과 반작용에 의하여, 작용하지 않으면 반작용도 일어나지 않는다. 용의불용력(用意不用力)과 연계해서 생각해야 하는 것은 사량발천근(四兩撥千斤)이다. 적은 힘으로 큰 힘의 효과를 볼 수 있다는 개념이다. 용의불용력(用意不用力)은 힘을 사용하지 않는다는 의미보다는, 의식에서 많은 부분을 활용하고 불필요한 힘을 사용하지 않는다는 개념이다. 력(力)과의 경계선을 잘 찾아야 한다.

2011. 6. 22.

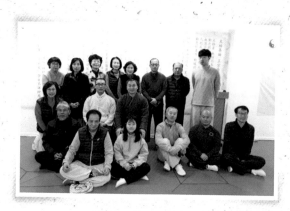

인중무태극권 소리명상

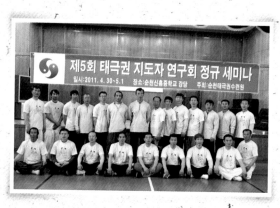

태극권지도자 연구회 세미나(전남 순천)

2장

단전내전법(丹田內轉法)

☾ [1] ☽
태극권 음양도(陰陽圖)

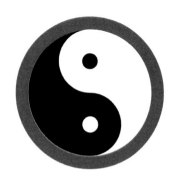

 태극권의 음양은 작게는 사람 몸에 비유할 수 있다. 위쪽의 태극은 양에 해당하며 아래쪽 태극은 음에 해당한다. 위쪽 태극 안의 점은 양 중의 음을 이야기하며 아래쪽 태극 안의 점은 음 중의 양을 이야기한다. 사람의 신체로 보면 위쪽 태극 안의 점은 심장에 해당하고 아래쪽 태극 안의 점은 신장에 해당한다. 위쪽 태극은 화(火)기운에 해당하며 아래쪽 기운은 수(水)기운에 해당한다. 힘의 원리로 보면 위쪽 태극은 강함 중의 부드러움을 이야기하며 아래쪽 태극은 부드러움 중에 강함을 담고 있다는 표현이다. 힘의 작용으로 보면 발출해서 나아가는 힘이 정점에 도달하면 돌아오게 되어 있는데, 이 나아가는 힘을 양이라 하면, 나아가는 것은 회수하는 힘인 음을 담고 나아가는 것이다. 또한 들어오는 것을 음이라 한다면, 받아들임의 정점에 이르면 다시 나아가는 것을 담고 있어 음 중에 양을 포함하고 있다고 말한다. 양의 기운인 심화는 불기운으로 자꾸 위로만 올라가려는 성질을 가지고 있으며, 아래의 신장 기운은 물과 같아서 자꾸만 아래로 내려가려는 성질이 있다. 이 위

로 올라가려는 화기운을 아래로 끌어내리고 아래로 내려가려는 수기운을 끌어올려 적절한 상태를 유지해 주어야 건강한 상태의 몸을 유지할 수 있다.

☯ [2] ☯
태극권의 역사와 유래

1. 태극권의 창시설

  (1) 장삼풍 창시설 : 도가진인

  (2) 진복 창시설 : 진가구 진씨시조(태극권도설)

  (3) 왕종악 창시설 : 태극권보

  (4) 진왕정(1600~1680) 창시설 : 학계에선 정설로 받아들인다.

    - 당호(唐豪, 1897~1959) : 9대 진왕정 창시설 주장한다.

    - 14대 진장흥(1771~1853) : 양가태극권 창시자인 양로선이 외부
      인 처음으로 진가구에서 태극권을 지도받아 외부로 알려지는
      계기가 되었다.

  (5) 양로선(1799~1871) : 양가태극권 창시자

    - 양로선, 양건후, 양징보 3대에 걸쳐 현대 양가전통태극권 성립

    - 진장흥 때 질병치료, 건강보건 위주로 전파하여 현대 태극권
      의 계기를 마련하였다.

  (6) 진유본(1780~1858) : 신가식을 만들었다.

  (7) 진청평(1795~1868) : 신가를 바탕으로 소가식을 만들었다.

  (8) 16대 진흠(1849~1929) : 태극권도설 집필

    - 기법도해, 요결, 역리, 권리를 11년에 거쳐 풀어 담고 의학적인

경락학설과 전사경 원리 기법이론을 처음으로 사용하였다. 기존에 구전되던 것들과 자신이 공부한 학문을 종합하여 최초의 태극권이론서를 만들었다.

2. 진왕정(1600~1680)

진가구 9대손 진왕정이 기효신서의 권법과 황정경의 원리를 더해 태극권을 창시한 것으로 본다. 현재 학계에서는 진왕정 창시설이 가장 널리 지지를 받고 있다.

3. 양로선(1799~1871)

진가 14대 진장흥부터 진가를 배워 북경으로 나아가 황족, 문인, 학자 등 많은 사람들을 가르쳐 널리 퍼지게 되었다.
양로선으로부터 시작되어 양씨 가문에서 전한 태극권을 양가태극권이라 한다.

4. 무우양(1812~1880)

양로선에게 양가를 배우고, 다시 진가구의 진유본, 진청평에게 가르침을 받아 무가태극권을 만들었다.

5. 오감천(1870~1942)

  양로선의 차남 양반후로부터 태극권을 배운 황실의 호위 전우는 아들인 오감천에게 전하여 오식태극권을 만들었다.

6. 손록당(1860~1932)

  무우양은 조카 이역여에게 전하였으며 이역여부터 배운 학위진은 학가태극권종사가 되었다. 학위진에게 배운 태극권을 개량하여 손가태극권을 창시하였다. 손록당 형의권, 팔괘장, 태극권을 결합하여 손식태극권을 만들었다.

※ 필자는 태극사상이 동이족인 복희씨에서 시작하여 태극권 사상의 핵심을 이루기 때문에 한민족에 근원을 두고 중국에서 변화, 발전하였다고 본다. 또한 위백량이 백두산에 와서 태극사상을 배워갔다는 내용이 산해경에도 실려 있으며 또한 진흠의 태극도설에 따르면 우리 민족의 고유 문양인 삼태극(우리 전통가옥 대문에서 삼태극 문양을 찾아볼 수 있다)을 기본으로 사용한다.

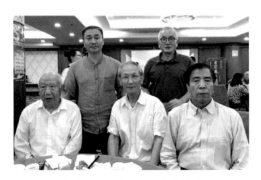

홍파태극권 원로노사님들과 함께

☯ [3] ☯
태극권 기본공(태극권 보형)

태극권에서 가장 기본이 되는 것은 신체를 이완시키는 것과 기본 보형에 있지 않나 싶다. 이완은 신전과 단련을 통하여 관절의 가동범위를 좋게 하여 위험으로부터 대처하는 능력을 기를 수 있으며, 기본 보형은 정지해 있는 상태의 형태로 다른 어떠한 운동보다 각성과 단련이 많이 이루어지는 운동이다.

움직이지 않고 최대치의 운동량을 끌어올릴 수 있는 좋은 수련법이다. 처음 수련은 1~2분 정도 정지 상태를 유지하고, 조금씩 늘리면서 3~5분 또는 10~30분 정도까지 본인 운동량에 맞게 수련하는 게 좋다. 아래에서 태극권의 보형(태극권 힘의 작용에 대한 원리)에 대해 설명한다.

1. 마보(馬步)

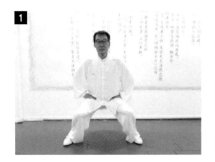 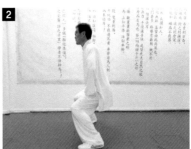

정지해 있는 보형의 수련에 관한 원리를 이야기하고자 한다.

태극권의 보형은 궁보, 마보, 독립보, 부보, 허보, 좌반보, 정보로 나눌 수 있다. 이 중에서 가장 우선 생각해야 하는 보형이 마보이다.

마보의 수련과 쓰임을 잘 생각해야 한다. 마보는 정면으로 수련을 하지만 실질적 사용의 원리는 측면의 공방으로 보아야 한다.

마보는 측면상태에서 힘을 가장 효율적으로 쓸 수 있게 만들어진 보형이다. 상대의 밀고 들어오는 힘에 대한 대처와 끌고 나가려는 힘에 대한 작용에 대하여도 준비된 자세를 갖추고 있어야 한다(당경이 편중되지 않게 하고 과를 편안하게 하여 공수전환이 용이해야 한다).

또한 전사경의 원리를 이해하는 차원에서도 측면상태로 이해하는 것이 전사경 원리를 쉽게 이해할 수 있다(정면상태에서 전사경의 사용법도 일부 있지만, 측면상태의 대상을 생각하면서 수련하면 문제는 간단해진다).

2. 궁보(弓步)

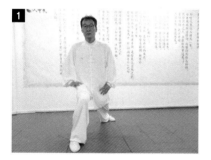 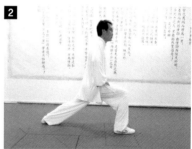

궁보는 정면상태에서 힘을 가장 효율적으로 사용할 수 있는 보형
(步形)이다. 궁보의 핵심적 요소는 양발 측면 폭의 벌리는 상태에 가
장 핵심을 가지고 있으며 그 폭은 사람에 따라 다르지만 20~25㎝ 이
내이며 그보다 넓거나 좁으면 효율적으로 큰 힘을 사용할 수 없다.
궁보의 또 다른 주의사항은, 무게중심이 앞으로 많이 가 있거나 뒤로
많이 가 있으면 편중되어 상대편의 힘 원리에 유도당하기 쉬우므로
앞뒤 다리의 뿌리가 치우치지 않게 양분되어야 하는 것이다.

3. 독립보(獨立步)

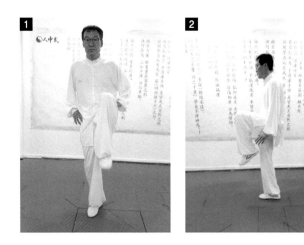

　독립보는 한쪽 발을 들어올린 상태를 말하며 상대편의 공격으로부터 방어를 위한 것과 공격을 위한 것으로 나누어지며 전진과 후퇴의 변화를 위한 과도 동작이다. 그 뿌리는 한 발로 서 있는 상태이지만 두 발로 서 있는 것과 같이 견고해야 하며, 상대의 힘이 견고할 때에는 송을 통한 변화로 좌우로 힘을 분산시켜 상대의 힘을 무력화시켜야 한다.

4. 부보(仆步)

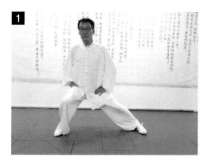 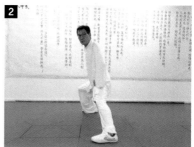

　부보는 상대방과 멀게 느껴지게 할 수 있는 보형으로, 보형 자체의 원리보다는 부보를 운영하는 데 묘미를 두고 있다. 부보는 한쪽 다리가 뻗어져 있는 상태에서 부보에서 마보로, 마보에서 반대쪽 부보로 힘이 전달되는 체계에 핵심이 있다. 상대의 뿌리를 뽑기 위하여 부보의 훈련이 아주 중요하다. 부보 전환이 공수의 핵심적인 역할을 한다 (쐐기를 박듯이 상대를 파고드는 데 필요한 보형이다).

5. 허보(虛步)

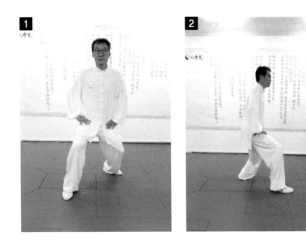

　허보에 대하여 논하고자 한다. 허보는 보통 앞다리가 허(虛)인 상태
를 말한다.

　허보는 상대편 공격에 대한 방어체계로, 상대로부터 뿌리를 뽑히지
않게 하는 것이다. 외형상으로는 뿌리가 있는 듯하여도 뿌리가 박혀
있지 않으면 상대를 교란하여 뽑힐 이유가 없는 것이다.

　허보는 언제든지 앞발이 허와 실로 변화가 자유로워야 한다.

6. 좌반보(坐盤步)

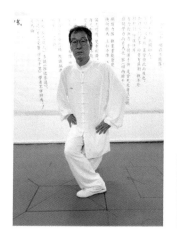 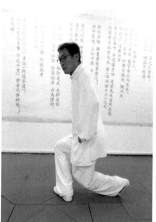

　좌반보에 대하여 논한다. 좌반보는 신체의 변화를 꾀하기 위한 동작으로 진, 퇴와 신법 변화의 근간을 두는 보형이다. 변화를 말하려면 좌반보를 말하지 않을 수 없다. 고정된 동작이지만 변화를 품고 있다.

☯ [4] ☯
기본공법(氣本功法)

1. 개합공(開合功)

　태극권의 개합공은 두 발을 어깨 너비로 가지런히
하고 선 상태에서 양손을 마주보게 하여 생각과 의식을 집중하여
3~30㎝까지 너비로 천천히 밀어주고 벌려주어 손바닥 내부에서 기
감을 느끼고 키워가는 기수련법이다. 기는 노궁(장심 중앙)에서부터
손바닥 전체, 손가락 끝까지 전달되어야 한다. 손을 중심으로 개합공
을 먼저 수련하는 이유는 폐경이 손에 있고, 폐가 기를 중진시키는
역할을 하기 때문에 손으로 개합공 수련을 가장 먼저 한다.

　개(開)는 30~50㎝ 정도로 하고, 합(合)은 3~10㎝정도로 한다. 본인
이 인식하는 수준에서 최대한 천천히 행하는 것이 좋다.

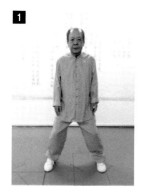 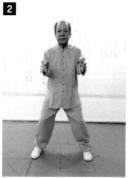 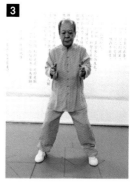

2. 포구공(抱球功)

포구공은 다음과 같다. 참장상태로 서서 양쪽 손가락
끝이 서로 마주보게 한다. 몸을 오른쪽으로 우전하면서 왼손을 아래
로 향한다. 장심은 하늘을 향하고 오른손은 위쪽으로 올라간다. 장
심이 아래쪽을 향하며 두 손이 마주보게 하고, 그 크기는 농구공 크
기 정도 되게 한다. 또한 몸이 왼쪽으로 좌전하면 왼손은 위쪽에 위
치하고 장심이 아래를 향하며, 오른손은 아래에 위치하며 위쪽을 향
해 장심끼리 마주보게 한다. 주의할 것은, 장심(노궁혈)이 척추의 중앙
을 유지하여야 한다는 것이다.

좌우로 번갈아 수련하고 속도는 최대한 천천히 해주는 것이 좋다.

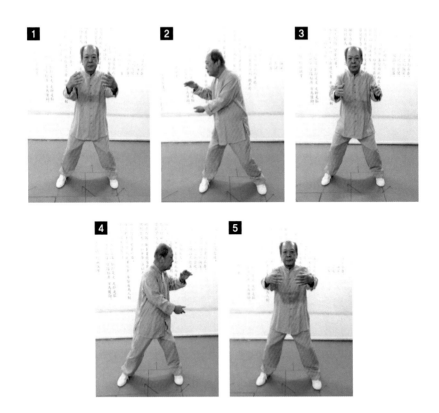

3. 승강공(昇降功)

승강공은 다음과 같다. 다리는 어깨 너
비로 벌리고 가지런히 11자가 되게 선다. 손은 양쪽 대퇴부 측면에
두고 선다. 그리고 손끝을 천천히 들어올려 어깨높이까지 올린다. 어
깨높이로 올라가는 순서는 손가락, 팔꿈치, 어깨의 순서로 따라 올라
간다. 내려올 때는 어깨를 떨구고, 팔꿈치를 떨구고, 손목을 떨구는
순서대로 내려오면 된다.

주의할 것은 의식이다. 손끝이 어깨높이로 올라가는 과정에서는 의식이 내부로 들어와야 하고, 손이 아래로 떨어질 때는 의식을 밖으로 보내야 한다. 손이 나아갈 때는 단전으로, 손을 회수할 때는 손이 뻗어 있던 자리로 의식을 보내야 한다.

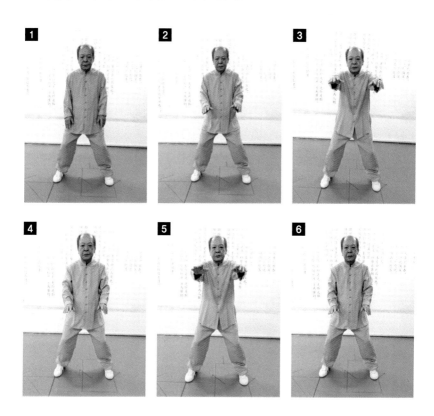

4. 분장공(分掌功)

분장공은 좌포구공과 우포구공 상태에서 할 수 있다.
좌포구공 상태에서 그 다음 단계로 손목이 겹쳐질 정도로 합해진 다음 양손을 분리하여 왼손은 가슴 중앙에 중심축으로 두고 아래의 오른손은 옆 고관절 높이에 둔다. 왼손은 우측 어깨 방향으로 장심이 향하며, 오른손은 좌측 무릎과 일직선이 되게 손가락 방향으로 향한다. 우포구공은 이와 반대가 된다.

동작을 너무 크게 하여 양쪽 어깨가 긴장되지 않게 하는 것이 중요하다. 처음에는 동작을 작게 하고, 몸의 긴장 완화가 잘 이루어지면 동작을 크게 하여도 무방하다.

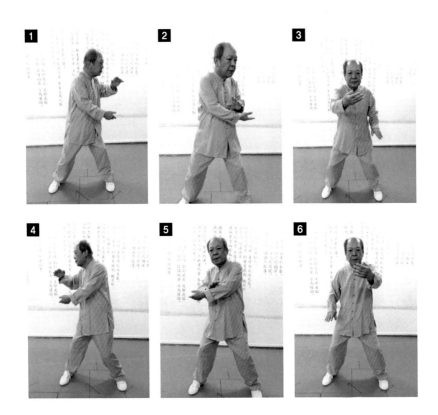

☯ [5] ☯
태극권 참장공

    참장공은 진화한 무술형태에서 찾아볼 수 있는 수련법의 한 형태이다. 정지 상태에서 특정한 동작들로 오래 버티면서 얻을 수 있는 것들이 있기 때문에 하는 수련이다.

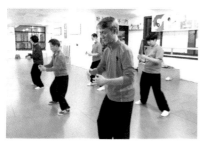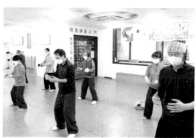

    태극권의 참장공이 다른 무술과 다른 점은 단순한 단련을 넘어서 기혈을 순환하고 몸을 정화시키고 치유의 효과를 나타낸다는 것이다. 태극권의 참장은 경락을 소통시키고 외사(내부 병균)에 저항하는 능력을 길러주는 발전된 형태의 의도된 수련법이다.

    참장공은 아래로는 하체를 단련하고 강화하는 수련이며, 위로는 상체를 이완하고 편안한 상태를 유지하여 긴장되지 않는 상태를 만들어 주며 내적으로는 기와 혈의 순환을 원활하게 하는 수련이며 정신적으로 뇌의 신경물질(엔돌핀, 도파민)이 생성되어 행복감과 황홀감을 느낄 수 있는 수련이다.

태극권 참장공의 유형은 태극권 동작의 모든 유형에서 수련할 수 있으며 그 시간은 적게는 2~3분, 조금 더 숙련이 되면 5~10분, 더 나아가 30분 이상도 할 수 있다.

하지만 절대 욕심내지 말아야 한다. 인내를 가지고 참아내면 하체의 근력이 키워지면서 힘들던 것들이 차츰 편안하게 된다. 하체의 근력이 키워져야 상체의 힘을 뺄 수 있다. 또한 힘을 빼야 기혈의 순환이 원활해진다. 근육이 긴장되어 있으면 물 호스가 꽉 눌러져 있으면 물이 잘 통과하지 못하듯이 근육이 이완되어야 호스가 막히지 않은 것과 같은 상태가 되는 것이다. 기혈순환이 되어야 뇌의 작용으로 이어져 신경물질이 생성되어 즐거움(행복감)을 느낄 수 있어 마음이 편안해진다.

물과 기는 연약하지만 가지 못하는 곳이 없다는 말과 같이, 의식을 잘 집중하여 기를 신체 곳곳으로 보내어 소통을 원활하게 해야 막힘이 없다. 태극권에는 다양한 형태의 참장공이 있지만 여기에서는 태극권의 병보 참장공 하나만 논하기로 한다.

1. 병보 참장공

① 양쪽 다리를 본인의 어깨 너비보다 살짝 넓게 11자로 해주고 무릎은 살짝 구부리고 고관절은 살짝 감아서 떨어뜨려 앉는다.
② 장골을 반듯하게 세워주며 미추, 요추, 흉추, 경추를 바르게 해준다. 단, 중심축은 대추혈과 회음혈이 일직선이 되도록 하나의 축을 만들어 준다.

궁보, 마보, 독립보, 부보, 허보, 좌반보 등 다양한 태극권 보형 동작과 수인법으로 수련할 수 있다.

2. 태극권 참장공의 호흡법

일반적 태극권 수련과 같이, 처음에는 신경 쓰지 말고 자연 호흡을 해야 한다. 어느 정도 수련이 되어 익숙해지면 호흡을 관찰해주어야 한다. 호흡이 들고 나는 것을 계속해서 관찰하다 보면 다른 생각들이 들어오지 못하여 하나에 집중할 수 있게 된다.

이 단계가 잘 이루어지면, 호흡을 길게 내뱉는 것에 집중한다. 길게 내뱉는 호흡은 신체의 부교감신경을 작동하게 하여 긴장을 더 완화시켜주고 몸을 회복시켜주는 역할을 한다.

태극권의 참장공은 경락학에 맞추어져 있어 첫 번째 기운을 일으켜 뚫고 나아가는 수태음폐경, 수양명대장경의 경락이 양손에 있기 때문에 양손으로 의식과 호흡을 보낸다고 생각하여 계속 손바닥 쪽으로 의식과 호흡을 보내는 훈련을 한다. 그러다 보면 손바닥이 따뜻해지고 손가락까지 따뜻해지면서 기혈 순환이 이루어진다(폐 氣를 증진시키는 역할을 한다. 폐경, 대장경, 위경, 비경 순으로 경락을 열어간다).

손이 따뜻해지는 수련이 잘 이루어지면 그 다음은 발바닥에 의식을 집중하고 호흡을 발바닥으로 보내면 손과 같이 발도 따뜻해지고 빵빵해진다.

발바닥이 따뜻해지면 다음 단전에 집중해서 호흡과 의식을 집중해 주면 배가 따뜻해진다. 조금 더 수련하게 되면 장부의 움직임들이 생겨 관찰이 가능해지고 기운이 강해지면 외형적으로 그 움직임들이 크게 보이게 된다.

조금 더 수련이 잘 이루지면 대맥이 만들어져 허리에 가죽 벨트를 한 것처럼 기의 막이 생성되어 허리가 튼실해진다.

3. 태극권 신체 변화

(1) 손이 따뜻해진다.

(2) 발이 따뜻해진다.

(3) 배가 따뜻해진다.

(4) 의식하는 곳이 따뜻해진다.

(5) 폐경이 좋아져 피부가 뛰는 현상이 생긴다.

(6) 내압이 좋아져 팔다리가 빵빵해진다.

(7) 장부의 진동이 생긴다.

(8) 뼈의 진동이 생긴다.

(9) 뇌의 호르몬이 분비되어 기분이 좋아시며 생각이 자유로워진다. 기존에는 좋지 않은 일을 마주하게 되면 화가 났지만, 뇌의 신경물질들이 잘 생성되면 '그럴 수도 있지' 하는 허허로움이 생

긴다.

(10) 발바닥부터 내압이 생겨 발목, 대퇴, 골반, 척추를 타고 올라와 강력한 내관이 만들어진다. 그와 함께 뿌리가 만들어진다.

※ 참장공은 외형적으로는 정지해 있는 듯하지만 내적으로 계속해서 움직임과 변화가 이뤄지며 태극을 기르는 수련이다. 명상과 같이 내적인 변화를 찾고 무술의 뿌리인 내경(견고한 하반이 땅속에 박혀 있는 듯한 것)을 기르는 수련법이다. '함이 없지만, 하지 않는 것이 없다.'

☯ [6] ☯
초학자를 위한 13가지 요점 관념(양등보노사)

(1) 침견수주(沈肩垂肘) : 어깨는 힘을 빼어 가라앉히고 팔꿈치를 아래로 자연스럽게 떨군다.

(2) 함흉발배(含胸拔背) : 가슴은 내밀지 말고 약간 움츠리며 등은 자연스럽게 내민다.

(3) 기침단전(氣沈丹田) : 마음을 가라앉혀 호흡을 동반한 기(氣)를 단전(丹田)으로 모은다.

(4) 허령정경(虛靈頂勁) : 목의 긴장을 풀고 곧추세워 정수리를 하늘에 매단 듯이 들어올린다. 공력이 충만하면 저절로 내기가 상부로 올라간다.

(5) 송요과(鬆腰胯) : 허리(腰)와 고관절(胯)을 이완하여 느슨하게 힘을 빼야 한다. 방송(放鬆)이 되면 두 발에 힘이 생기고 하반이 튼튼해진다.

(6) 분허실(分虛實) : 허와 실을 명확히 구분해야 동작이 안정되고 힘의 낭비가 없다.

(7) 상하상수(上下相隨) : 발이 움직이고 허리가 움직이고 손이 움직이며 시선은 또한 그를 따라야 한다. 몸의 모든 부위와 기관이 자연스럽게 서로 어우러져 일관되게 움직임을 뜻한다.

(8) 용의불용력(用意不用力) : 태극권 수련은 '의념(意念, 의식)'을 사

용하되 졸력(拙力, 뚝심)을 쓰지 않는다' 했으니 지극히 부드럽게 단련한 후에 굳세고 단단하게 된다.

(9) 내외상합(內外相合) : 수련 중에는 마음(생각)과 동작(행위)이 하나가 되어 합일해야 한다는 뜻이다.

(10) 의기상련(意氣相連) : 태극권은 의식을 집중하여 기(氣)를 따라 동작하므로, 의식과 기가 장강(長江)처럼 이어져야 흐름이 끊기지 않는다.

(11) 동중구정(動中求靜) : 태극권은 움직임(動) 가운데 고요함(靜)을 찾아 이루면 호흡이 길고 깊어져 기침단전(氣沈丹田)을 이룬다.

(12) 동정합일(動靜合一) : 움직임과 고요함이 합일을 이룬다는 뜻이니, 마치 무위지위(無爲之爲)의 경지와 같다.

(13) 식식균균(式式均勻) : 태극권 투로에서 동작과 동작은 균일해야 하며, 또한 몸과 손발의 높고 낮음, 보법(步法)이 균형을 이루어야 한다.

☯ [7] ☯
태극 십삼세(太極 十三勢)

태극 십삼세(太極 十三勢)란 팔괘와 오행을 합한 것이다.

팔괘	붕랄제안 : 팔괘의 건곤감리(乾坤坎離), 사정방(四正方) 채렬주고 : 팔괘의 손진태간(巽震兌艮), 사사각(四斜角)
오행	전진(前進, 화), 후퇴(後退, 수), 좌고(左顧, 목), 우반(右盼, 금), 중정(中定, 토)

1. 붕, 랄, 제, 안, 채, 렬, 주, 고(팔문)

양의와 음의는 태극의 음양을 말하며, 양의는 공격적인 상태를, 음의는 방어적인 상태를 말한다.

(1) 붕경(화살통 뚜껑 붕) : 붕경은 상대와 맞대고 있는 관계에서 상대를 관찰하고 준비하는 경과 상대의 공격을 랄경, 제경, 채경, 렬경, 주경, 고경으로 변화해서 변화무쌍하게 사용하는 경으로 나누어진다. 붕경은 상대를 관찰하는 경으로, 상대의 동정을 살피는 경이다. 상대방을 최전방에서 관찰하고 어떤 방법으로 운영

할 것인가 관찰하는 경이다. 그 모양은 원형을 그리며 하나의 태극을 이루어야 한다. 태극 원형을 그리면서 상대가 밀고 들어와도 충분히 방어할 수 있는 상태를 이루고 있어야 하며, 절대 강해서도 안 되고 약해서도 안 되며 상대에 따라 반응해야 한다. 상대가 강하면 나는 더 부드럽게 응대하고, 내가 강하면 상대를 궁지에 몰아넣는 경이다. 상대를 끌어들이기 위해 허허실실할 수 있어야 하며, 거대한 벽처럼 딱 버티고 있다가도 한 순간에 사라져 실체가 없는 듯이 할 수 있어야 한다.

양의 중 음의에 속한다.

(2) 랄경(집어딸 랄) : 붕경 상태에서 상대방으로부터 공격해 들어오는 힘을 좌측이나 우측 힘을 따내서 흘러보내는 경이다. 이때 상대로부터 들어오는 힘을 상, 중, 하로 흘러보내는 경으로 상랄이 상대로부터의 공격에 제일 안전한 경을 가지며, 하랄이 상대가 고경으로 반격을 당할 수 있는 경으로 그것을 알고 있어야 한다.

양의 중 음의에 속한다.

(3) 제경(밀칠 제) : 상대가 랄경으로 나의 힘을 따내어 나의 힘을 소멸시키려 할 때, 첫 번째는 제어의 기능으로 딸려가는 손의 반대 손으로 제동을 걸어주는 역할을 하며, 나아가 제동해 준 손이 상대의 중심을 더 깊이 밀어 무너뜨리는 경이다. 상대의 측면상태를 공격해 상대를 무너뜨리는 경이다.

양의 중 양의에 속한다.

(4) 안경(누를 안) : 상대가 제경으로 밀고 들어오는 경으로 맞상대 하면 상대를 당해낼 수 없으므로, 상대의 손을 눌러서 힘을 차단하는 경이다. 상대의 힘을 눌러 차단한 이후에 상대를 마음 대로 운용해서 공격할 수 있게 된다.

양의 중 양의에 속한다.

(5) 채경(캘 채) : 상대가 붕경으로 밀고 들어올 때 상대방이 딛고 있는 양발의 뿌리를 뽑듯이 랄경에서 한번 더 경을 사용하는 것을 말한다.

(6) 렬경(비틀 렬) : 상대방 팔의 손목관절과 팔꿈치 이상의 관절을 빨래를 짜듯이 비틀어 사용하는 경을 말한다. 밀어주는 힘과 끌어당기는 힘을 꼬아서 사용하는 경을 말한다. 밀어주는 힘과 당겨주는 힘이 동시에 작용되는 경으로, 끌어당기는 것인지 밀어내는 것인지 상대가 알 수 없도록 하는 경이다. 상대가 예상 못한 제3의 방향으로 힘의 방향이 작용하여 밀려 튕겨진다.

붕, 랄, 제, 안의 사정수를 양의(음양)로 보면 붕, 랄은 음의에 해당하며 제, 안은 양의에 해당한다. 붕, 랄, 제, 안, 채, 렬, 주, 고를 양의로 보면 붕, 랄, 제, 안은 음의에 해당하며 채, 렬, 주, 고는 양의 중의 양의에 해당 한다.

붕경이 진정으로 이루어지면 다양한 방법들로 변화무쌍하게 기술이 펼쳐지기 때문에 팔법에 팔경을 사용하여 64괘의 64경법을 사용할 수 있다.

붕경이 진정으로 이루어지면 붕경 안에 붕, 랄, 제, 안, 채, 렬, 주,

고로 변화해 사용할 수 있다.

랄경이 진정으로 이루어지면 랄경 안에 붕, 랄 제, 안, 채, 렬, 주, 고로 변화해 사용할 수 있다.

제경이 진정으로 이루어지면 제경 안에 붕, 랄, 제, 안, 채, 렬, 주, 고로 변화해 사용할 수 있다.

안경이 진정으로 이루어지면 안경 안에 붕, 랄, 제, 안, 채, 렬, 주, 고로 변화해 사용할 수 있다.

채경이 진정으로 이루어지면 채경 안에 붕, 랄, 제, 안, 채, 렬, 주, 고로 변화해 사용할 수 있다.

렬경이 진정으로 이루어지면 렬경 안에 붕, 랄, 제, 안, 채, 렬, 주, 고로 변화해 사용할 수 있다.

주경이 진정으로 이루어지면 주경 안에 붕, 랄, 제, 안, 채, 렬, 주, 고로 변화해 사용할 수 있다.

고경이 진정으로 이루어지면 고경 안에 붕, 랄, 제, 안, 채, 렬, 주, 고로 변화해 사용할 수 있다.

2. 전진, 후퇴, 좌고, 우반, 중정(오보)

전진, 후퇴, 좌고, 우반, 중정이 오보(五步)이며 이는 오행과 같다.

(1) 전진(前進) : 앞으로 다가가서 거리를 좁히거나, 공격이나 방어를
하며 따라주는 보법이다.
(2) 후퇴(後退) : 뒤로 빠지면서 방어하거나, 공격하는 보형으로 물
러날 때의 보법이다.

(3) 좌고(左顧) : 좌측으로 보법을 옮기고 몸을 왼쪽으로 돌려 상대를 상대하는 보법이다. 신체만 사용하는 법과 보법을 동반한 좌고가 가능하다.

(4) 우반(右盼) : 우측으로 보법을 옮기고 몸을 오른쪽으로 돌려 상대를 상대하는 보법이다. 신체만 사용하는 법과 보법을 동반한 우반이 가능하다.

(5) 중정(中定) : 가운데를 지키며 움직이지 않고 대비하는 보형이다. 공격이나 방어자가 서 있는 상태를 중정(中定)이라 한다.

상대와의 관계에서 상대를 공격하거나 방어를 위하여 앞으로 나아가는 것을 진(進)이라 하고, 상대의 공격이나 방어를 위하여 뒤로 빠지는 것을 퇴(退)라 하고, 상대와의 관계에서 상대를 공격하거나 방어하기 위하여 왼쪽으로 돌면서 사용하는 것을 좌고(左顧)라 하고, 상대와의 관계에서 상대를 공격하거나 방어하기 위하여 오른쪽으로 돌면서 사용하는 보법을 우반(右盼)이라 한다.

예를 들어 화(火) 성질은 공격에 해당하고, 수(水) 성질은 낮은 곳에 있어 받아들이는 것이므로 방어에 해당한다.

☯ [8] ☯
태극권 단전내전법(음양신법)

   단전내전법은 단전을 어떻게 사용해야 하는지에 대한 내적인 면과 외적인 형태가 있는데, 여기에서는 단전내전에 대한 외형적 수련법에 대하여 이야기하고자 한다.

   단전내전법은 단전을 담는 그릇인 양쪽 고관절 부위를 어떻게 활용, 발전시키느냐 하는 수련법이다(양쪽 고관절에서 골반을 안쪽으로 단전의 그릇이 형성된다).

   단전을 회전하는 단전내전법은 척추를 바르게 세우고 장부를 튼튼하게 해주며 하체의 근력과 요추, 흉추 등의 근력을 키워주는 운동이다. 아래로는 발목을 강화해주고 발목 밸런스를 잡아주며, 무릎 주위의 근육과 인대를 강화해주며, 대퇴(넓적다리) 근육량을 늘려주며, 골반의 균형을 잡아주고, 척추를 바르게(요추와 흉추) 세워 중정을 이루어주며 목 부분의 경추를 강화해준다.

   안으로는 오장육부를 건강하게 해서 신진대사를 원활하게 해주며 밖으로는 근육과 인대를 강건하게 만들어준다.

   운기(運氣)가 되어 심혈관 계통이 좋아지며 지속적으로 수련을 하게 되면 외적으로는 피부가 맑아지며, 피부를 진동시켜 막힌 부분을 소통시켜주는 진동(떨림)이 생겨나고 조금 더 수련을 하게 되면 장부의 내동(진동)이 생겨나 자율신경계통을 운동시켜주며 장부를 원활하게 만들어주고, 수련이 조금 더 진전되면 뼈에서 진동이 생겨나기도 한다.

이러한 수련들이 잘 이루어지면 뇌에서 엔돌핀, 도파민 등의 분비가 많아져 마음이 편안해지고 기분이 좋아지는 상태를 만들어낼 수 있다.

단전내전법의 간단한 동작 수련이 건강한 몸은 더욱 건강하게, 병약한 몸은 건강한 몸으로 새로 태어날 수 있게 한다. 정, 기, 신(精, 氣, 神)을 만들어주는 신묘한 수련법이다.

단전내전법을 수련할 때는 자세를 낮추어 그 기운을 발바닥까지 내려가게 해야 한다. 첫 번째는 궁보 과 접기, 두 번째는 마보 과 접기, 세 번째는 부보 과 접기, 네 번째는 허보 과 접기이다.

1. 궁보 과 접기(궁보공법)

마보 상태에서 궁보를 잡아주는 동작이다.

① 마보 상태에서 양발이 11자 형태가 되게 유지하고, 어깨 너비보다 조금 더 넓게 서서 무릎과 고관절을 적당히 구부린다. 허리를 곧게 세워 의자에 앉듯이 자세를 낮춘다. 이것을 마보(馬步)라 한다.

② 마보의 몸높이 상태를 그대로 유지한 채로 왼쪽 발목을(발가락쪽) 우측 안쪽으로 45도 돌려주며 왼발의 소퇴와 대퇴를 쭉 펴준다. 우측 고관절을 잘 접어준다. 이것을 궁보(弓步)라 한다. 이 자세의 주목적은 오른쪽 관절을 접는 운동과 대퇴와 소퇴의 내

적 힘을 기르는 것이다.

③ 왼발을 ①과 같이 11자 방향으로 돌려 마보로 앉아 마보를 유지한다. 마보는 고관절, 무릎관절, 발목관절의 유격을 만들어주고 근육량을 늘려준다.

④ 오른쪽 발목을 중심으로 발끝을 내측으로 45도 안으로 돌려주고 대퇴와 소퇴를 잘 펴서 축을 만들어준다. 이 자세의 주목적은 왼쪽 고관절을 접는 운동과 대퇴와 소퇴의 내적 힘을 기르는 것이다.

⑤ 오른발을 ①과 같이 11자 방향으로 하여 마보로 만들어 준다.

마보→좌궁보→마보→우궁보→마보가 하나의 세트가 되며, 동작과 동작 사이에 정지 동작을 행해야 한다. 그 정지 시간은 처음에는 2~3초 정도에서 조금씩 늘려가는 것이 좋다. 이런 형태로 10회 또는 그 이상 체력에 맞게 반복 연습한다.

이 수련의 주된 역할은 좌우 고관절을 접어주는 역할, 대퇴와 소퇴를 잘 펼쳐서 다리에 내력을 길러주고 뿌리를 만들어주는 역할이다.

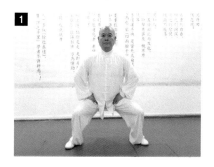
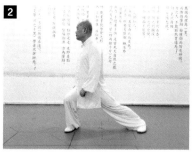

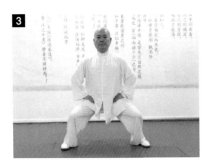 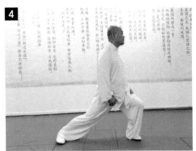

2. 마보 과 접기

① 양쪽 다리를 11자로 어깨 너비보다 조금 넓게 벌려
서 양 무릎과 고관절을 구부리고 마보(馬步)로 앉는다.

② 무릎관절과 고관절을 살짝 펴면서 좌측 고관절 방향으로 고관
절을 45도 회전하여 마보로 살짝 앉는다. 좌과(左胯) 접는 마보
이다.

③ 다시 정면으로 시선과 자세를 마보로 앉는다. 정마보(正馬步) 또
는 정면마보이다.

④ 무릎관절과 고관절을 살짝 펴면서 우측 고관절 방향으로 고관
절을 45도 회전하여 마보로 살짝 앉는다, 우과(右胯) 접는 마보
이다.

마보→좌측과→마보→우측과→마보를 한 세트로 생각하고 체력에
맞게 처음에는 10회부터 시작한다. 조금씩 양을 늘려 20회, 30회, 50
회, 100회 등으로 늘려간다.

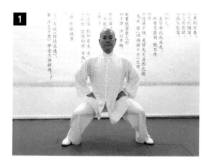
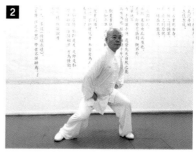
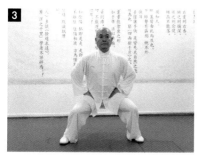
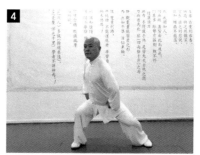

3. 마보 과 정관 돌리기

① 양발을 11자로 어깨 너비보다 조금 넓게 벌리고
　선다.

② 상체를 오른쪽 방향으로 45도 이상 최대한 돌려준다.

③ ②와 같이 선 상태에서 무릎과 고관절을 반쯤 접어 앉는다.

④ 반쯤 앉은 상태에서 고관절이 미끄러져 내려가듯이 타고 내려
　가 정면 마보로 앉는다.

⑤ 천천히 서서(유압에 밀려져 올라오듯이) 상체를 정면 방향으로 돌
　려 선다.

⑥ 상체를 왼쪽 방향으로 45도 이상 최대한 돌려준다.

⑦ ⑥과 같이 선 상태에서 무릎과 고관절을 반쯤 접어 앉는다.

⑧ 반쯤 앉은 상태에서 고관절이 미끄러져 내려가듯이 타고 내려
가 정면 마보로 앉는다.

⑨ 천천히 서서(유압에 밀려져 올라오듯이) 상체를 정면 방향으로 돌
려 선다.

①~⑨까지의 한 세트를 1회로 하여 30회부터 천천히 올려 40회,
50회, 100회, 혹은 체력에 따라 1,000회, 2,000회 반복 수련하여도
무방하다.

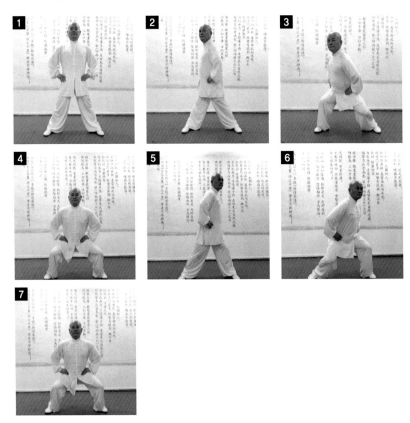

4. 마보 전사 정관 돌리기 1(상, 하)

① 양쪽 다리를 어깨 너비만큼 11자로 벌려주고 무릎 관절과 고관절을 접어 마보로 앉는다.

② 양손 끝을 낭심 쪽으로 내려주고 양손목 부위를 배꼽 옆에 붙인다. 팔꿈치는 옆구리 갈비뼈 끝나는 곳에 대어준다.

③ 좌우 고관절을 상, 하로 움직인다. 태극권노사설명은 샘물에서 두레박에 들어 있는 무거운 물을 끌어올릴 때 좌우 고관절에 힘이 들어가면서 손으로 잡아당기듯이 하라고 설명한다.

④ ③과 같이 고관절이 상, 하로 잘 움직여지면 손목과 팔꿈치를 몸통에 적당하게 잘 붙여준다.

⑤ 손목과 팔꿈치를 몸통에 잘 붙인 상태에서 손목이 배꼽높이에서 명치높이까지 굴러가듯이 하며 배꼽높이에 있을 때는 손바닥 면이 보이게 하고, 명치높이에 있을 때는 손등이 보이게 몸에 밀착해서 양손을 상하로 교차하여 굴려준다. 이때 왼쪽 다리와 몸통에 붙은 오른팔이, 오른쪽 다리와 왼팔이 합을 맞추어서 렬(挒)경 식으로 상하로 비틀듯 해야 한다. 이때 찾고자 하는 것은 손목과 발목이 합이 되고 팔꿈치와 무릎이 합이 되고 고관절과 어깨가 합이 되게 팔과 다리가 교차해서 왼다리와 오른손이 합이 되고 오른다리와 왼손이 합이 되게 하는 것이다.

공전과 자전하는 몸이 좌우로 굴대와 같이 돌아가고, 손목 또한 굴대와 같이 돌아가야 하며, 붕경인 상태로 상대되는 것과 적당한 압을 유지해야 한다. 자전은 몸이 좌우로 돌아가는 것이며, 공전은 손이 돌아가는 것으로 자전하면서 공전한다.

위쪽에 올라온 고관절을 10%의 여분을 남겨두어야 고관절을 타고 넘을 때 용이하다.

일반적으로 건강을 만들어가는 차원의 수련이면 마보 정관 돌리기 수련 수준에서 수련해도 무방하며, 더 높은 차원에서 용력을 사용하기 위해서는 마보 전사 정관 돌리기를 하여야 한다.

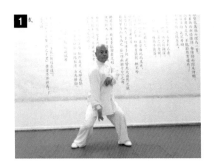
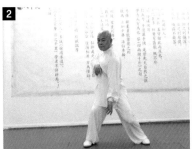

5. 마보 전사 정관 돌리기 2

마보 전사 정관 돌리기가 어느 정도 충분히 숙련되면 빠른 속도로 달리는 차에서 가속 페달을 밟으면 순식간에 엔진이 고속으로 돌아가듯이 고관절을 ∞ 모양으로 옆으로 누워 꼬인 상태의 전사가 돌아가는 훈련을 한다. 마보 전시 정관 돌리기 훈련 시 처음에는 천천히 하면서 충분히 숙련시키고 이후에 점차 빠르게 훈련한다. 이렇게 고관절이 작동하여야 그 힘이 몸통과 팔을 통하여 힘을 발휘할 수 있다.

고관절을 사용하는 것은 힘을 증폭시키기 위한 것, 그리고 외형적으로는 나타나지 않지만 점(상대와 맞대고 있는 상태)에서 먼 거리를 밀어내거나 당겨주는 역을 만들어주는 것이다. 전사를 이용하여 극점에 다다르면 공격이 방어로 전환되어 연결되고, 방어가 극점에 도달하면 공격으로 전환되어 그 흐름이 차례로 흘러가는 신묘함이 생기게 된다.

6. 부보 단전내전 돌리기

① 좌측 무릎이 접히게 부보를 만든다.
② 좌 부보 상태에서 무게중심을 천천히 우측으로 이동하여 마보를 만든다.
③ 그 다음은 왼쪽 발을 펴서 부보로 만들고, 그 다음에는 우측쪽으로 상체와 고관절을 접어 우측 과를 접히게 한다.
④ 우측 고관절을 살짝 느슨하게 하여 앞쪽에서 뒤쪽으로 타고 넘어가게 한다.
⑤ 그 상태에서 무게중심을 좌측으로 옮겨서 정 마보를 만들어준다.
⑥ 마보 상태에서 우측 대퇴를 펴서 부보를 만들어준다.
⑦ 상체와 좌측 고관절을 좌측 방향으로 돌려준다.
⑧ 좌측 고관절을 느슨하게 하여 앞쪽에서 뒤쪽으로 타고 넘어가게 한다.
⑨ 다음은 천천히 좌측 발을 이용하여 무게중심이 정중이 되게 마보를 만든다.

이렇게 ①부터 ⑨까지를 1회로 하여, 10회부터 반복 횟수를 늘리며 수련한다.

7. 허보 단전내전 돌리기

① 오른쪽 발은 실에 두고, 왼쪽 발은 허에 두고 허보
   로 앉는다.
② 우측 고관절을 타고 넘어서 마보와 같이 고관절을 앉아준다.
③ 좌측으로 상체와 관절을 돌리다가 살짝 타고 넘어서 마보로 앉
   아준다.

이것을 좌우로 반복해서 수련한다. 반대로도(왼쪽 발을 실로, 오른쪽
발을 허로) 하여 수련한다.

☽ [9] ☾
정선과 반선

1. 정선

정선은 과(고관절)를 중심으로 신체 중심을 거쳐서 신체 밖으로 원을 그리듯이, 태양이 지구를 돌듯이 돌아가는 것을 이야기하며 공전으로 표현하기도 한다.

① 마보를 잡고 왼손은 좌측과에 손을 받쳐주고, 오른손은 장을 만들어 우측 고관절 옆에 수평으로 장을 만들어준다.
② ①의 상태에서 왼쪽 방향으로 몸과 고관절을 45도 회전하고, 오른손은 고관절에서 몸을 스치듯이 중심선을 따라 올라와 명치 높이까지 끌어올려 장심의 방향이 좌측 어깨를 바라보듯이 수형을 만들어준다.
③ ②의 상태에서 좌측 고관절을 타고 넘어 마보를 잡아주고 오른손은 입장(장을 바로 세움)으로 만들어준다.
④ ③의 상태에서 오른쪽 방향으로 몸과 고관절을 45도 회전하고 오른손은 머리와 어깨의 45도 위쪽 밖으로 높이 올려준다.
⑤ ④의 상태에서 우측 고관절을 타고 넘어 마보가 되게 하고 오른손은 어깨높이 수평이 되게 만들어준다.

⑥ ⑤의 상태에서 오른손을 우측 고관절 옆으로 끌어당긴다.

  좌측 정선은 오른손을 유추해서 반대로 하면 된다.
  ①~⑥까지 한 번 회전하는 것을 1세트로 하고 체력에 따라 10회, 20회 등으로 늘려 체력에 맞추어 수련하면 된다.

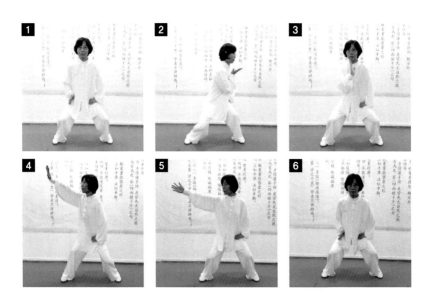

2. 반선

반선은 정선과 반대로 반시계방향으로 원을 그리듯이 한다.

① 마보를 잡아주고 왼손은 좌측 고관절에 손을 받쳐주고 오른손
   은 고관절 옆에 수평으로 만들어준다.
② ①의 상태에서 우측 방향으로 몸과 고관절을 45도 회전하고 고

관절을 시계방향으로 타고 넘어가 마보를 만들어준다. 손은 반시계방향으로 몸이 회전한 만큼 따라 돌아 바깥 방향으로 뻗어 어깨높이까지 올려 어깨와 수평이 되게 한다.

③ ②의 상태에서 좌측 방향으로 몸과 고관절을 45도 회전해주며 머리와 어깨의 45도 위쪽 방향을 향해 뻗어준다.

④ ③의 상태에서 좌측 고관절을 바깥 방향으로 타고 넘어 마보를 만들어주며 우측 장심은 세워준다.

⑤ ④의 상태에서 오른손을 끌어당겨 우측 관절 옆에 수평으로 만들어준다.

좌측 반선은 오른손을 유추해서 반대로 하면 된다.

①~⑤까지 한 번 회전하는 것을 1세트로 하고 체력에 따라 10회, 20회 등으로 늘려 체력에 맞추어 수련하면 된다.

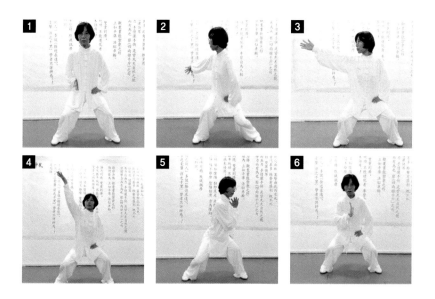

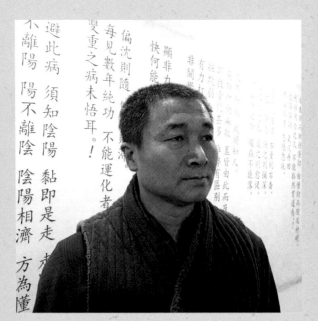

1,000회 단전내전 100일 연공 10만 번 기념사진

☯ [10] ☯
왕종악(王宗岳) 태극권론(太極拳論) 인중무 해설론

(1) 태극자(太極者) 무극이생(無極而生), 동정지기(動靜之機), 음양지모 야(陰陽之母也) : 태극은 무극에서 생성되었으며, 동정의 기틀이 되고, 음양의 어머니다.

(2) 동지칙분(動之則分) 정지칙합(靜之則合) : 움직이면 분리되고 고요 하면 합해진다.

(3) 무과불급(無過不及) 수굴취신(隨曲就伸) : 넘치거나 부족함이 없 이 굽히거나 펼치는 것을 따른다.

(4) 인강아유위지주(人剛我柔謂之走) 아순인배위지점(我順人背謂之 黏)에서 찾을 점 : 상대가 강하고 내가 유한 것(약한 것)을 주(走) 라 하고, 내가 유리하고 상대가 불리한 상태를 점(黏)이라 한다.

(5) 동급칙급응(動急則急應) 동완칙완수(動緩則緩隨) : 상대가 빠르게 움직이면 빠르게 대응하고, 상대가 느리게 움직이면 느리게 따 른다.

(6) 수변화만단(雖變化萬端) 이리유일관(而理唯一貫) : 변화는 수만 가지로 다양하게 할 수 있지만, 이치는 하나다(일법이 만법이다. 용법이나 기술을 다양하게 사용할 수 있게 된다).

(7) 유착숙이점오동경(由着熟而漸悟懂勁), 유동경이계급신명(由懂勁而階及神明) : 상대와 붙어 있는 것을 익혀(점수공) 점차 동경을 깨닫게 되고, 동경에 의해 점차 상대가 알아차리지 못하는 신명의 단계에 이른다(어떻게 하는지 상대가 도저히 알아차리지 못하는 단계에 이른다).

(8) 연비용력지구(然非用力之久) 불능활연관통언(不能豁然貫通焉) : 오래도록 힘써 수련하면, 반드시 깨닫고 능통하지 않을 수가 없다.

(9) 허령정경(虛靈頂勁), 기침단전(氣沈丹田) : 심신(心神), 신기(腎氣)가 모인 곳(정기신의 전당)이다. 기침단전이 되어 내압이 발바닥으로부터 발목, 무릎, 엉덩이를 거쳐 척추를 타고 올라와 척추가 열려 있는 상태를 말한다. 혹자는 목이 하늘에 매달려 있고 꼬리뼈에 추가 달려있는 상태라 이야기한다. 그러나 필자는 유압기에 비유하고 싶다. 유압기를 최대한 압축시켜 누르면 역으로 밀어올리려는 성질이 생기는 것처럼 발바닥 아래로 기침단전하고 기침 용천하면, 내압이 강해지면 강해질수록 밀어올리려는 힘이 생겨 척추가 열려 있는 상태이다. 허령정경에서 령의 입구 3개가 있는데 정, 기, 신을 이야기하며 허령정경은 최고로 수련된 몸 상태라 말할 수 있을 것이다.

(10) 불편불의(不便不倚) 홀은홀현(忽隱忽現) : 한쪽으로 치우치거나 의지하지 않고, 갑자기 실이 되었다가 허가 되었다 할 수 있다. 변화무쌍한 상태를 말한다.

(11) 좌중즉좌허(左重則左虛) 우중즉우묘(右重則右杳) 앙지즉미고(仰之則彌高) 부지즉미심(俯之則彌深) 진지즉유장(進之則愈長) 퇴지즉유촉(退之則愈促) : 좌측이 무거우면 좌를 허로 하고, 우측이 무거우면 우측이 실인지 좌측이 실인지 상대가 알아차리지 못하게 한다. 상대가 법을 높게 사용하면 점점 더 높게 하고, 상대가 숙이면 자세를 낮추어 점점 더 깊게 한다. 전진하면 더욱 깊게 하고, 후퇴하면 더욱 급박하게 하라.

(12) 일우불능가(一羽不能加) 승충불능락(蠅蟲不能落) : 깃털 하나도 더할 수 없고 파리나 벌레 한 마리도 앉을 수 없다.

(13) 인부지아(人不知我) 아독지인(我獨知人) : 상대는 나에 대하여 알아차리지 못하고, 나는 혼자 상대의 움직임을 알아차린다.

(14) 영웅소향무적(英雄所向無敵) 개개유차이급야(蓋皆由此而及也) : 영웅이 가는 곳마다 당할 자가 없는 것은 상대의 면면을 알고 있어 능히 편안하게 상대할 수 있는 것이다.

(15) 사기방문심타(斯技旁門甚多) 수세유구별(雖勢有區別) 개불외(慨不外)장기약(壯欺弱) 만양쾌이(慢讓快耳) : 다른 무술에도 기예는 많지만, 비록 형태의 차이는 있을지 몰라도 대개 크고 힘센 사람

이 약한 사람을 업신여기며 빠르고 강한 자에게 당할 뿐이다.

(16) 유력타무력(有力打無力) 수만양수쾌(手慢讓手快) 시개선천자연지
능(是皆先天自然之能) 비관학력유위야(非關學力有爲也) : 힘 있는
자가 없는 자를 치고, 손 느린 자가 손 빠른 사람을 피하는 것
은 모두 선천적인 타고난 재능일 뿐 배워 익힌 실력과 관계있
는 것은 아니다.

(17) 찰사량발천근지구(察四兩撥千斤之句) 현비력승(顯非力勝) 관모질
능어중지형(觀耄耋能禦衆之形) 쾌하능위(快何能爲) : 사량발천근
이라는 구절을 보면 힘으로 승리하는 것이 아니라는 것이다.
늙은이가 많은 무리를 막아내는 형태를 보면, 어찌 빠름이나
타고난 재능만으로 이야기할 수 있는가.

(18) 입여평준(立如平準) 활사차륜(活似車輪) 편침칙수(偏沈則隨) 쌍
중즉체(雙重則滯) : 상대와 맞대고 서 있을 때 중정(나 자신의 중
심과 상대와의 중심)이 무너지지 않게 한다. 움직임이 시작되면
수레의 바퀴처럼 몸이 잘 회전되어야 하며, 본인이 치우치거
나 막혔을 때는 곧 상대에 순응하고, 쌍중(雙重)이 되면 막히
게 된다.

(19) 매견수년순공(每見數年純功) 불능운화자(不能運化者) 솔개자위인
제(率皆自爲人制) 쌍중지병미오이(雙重之炳未悟耳) : 수년 동안 열
심히 수련하여 공력을 보이지만, 수준 높은 단계를 운용하지
못하고 상대에게 매번 제압을 당하는 것은 쌍중의 병폐를 깨

닫지 못했기 때문이다.

(20) 욕피차병(欲避此病) 수지음양(須知陰陽) : 이 병폐를 피하고자
    하면, 반드시 음양을 알아야 한다.

(21) 점즉시주(黏卽是走) 주즉시점(走卽是黏) 음불리양(陰不離陽) 양
    불리음(陽不離陰) : 점(黏)은 곧 주(走)이고 주(走)는 곧 점(黏)이
    다. 즉, 상대가 나에게 점을 하게 되면 내가 주가 되고, 내가 상
    대를 점하게 되면 상대가 주가 된다. 점은 유리한 상태를 말하
    며, 주는 불리한 상태를 말한다. 음은 양을 떠나 생각할 수 없
    고, 양은 음을 떠나 생각할 수 없다.

(22) 음양상제(陰陽相濟) 방위동경(方爲懂勁) : 음양의 변화가 순간에
    유기적으로 잘 바뀌어 대응해야 하며, 동경이 이루어져야 상
    대의 움직임을 파악할 수 있다. 음양은 허실의 변화를 말한다.

(23) 동경후유련유정(懂勁後愈練愈精) 묵식췌마(默識揣摩) 점지종심
    소욕(漸至從心所欲) : 동경 후에는 수련할수록 더욱더 정교해지
    고, 고요하게 열심히 연마하게 되면 점차 종심소욕에 이르게
    된다. 종심소욕(從心所欲)이란 마음이 하고 싶은 대로 할 수 있
    는 경지이다.

(24) 본시 사기종인(本是 捨己從人) 다오 사근구원(多誤 捨近求遠) : 근
    본인 나의 의견을 버리고 상대의 의견을 따라한다. 기회가 오
    면 움직이는 상대를 제어해야 하는데 많은 사람들이 오해해서

가까운 것을 버리고 먼 데서 구한다. 태극권 대적법(對敵法) 불이법문(不二法門).

(25) 소위 차지호리(所謂 差之毫釐) 류지천리(謬之千里) 학자불가불상변언(學者不可不詳辨焉) 시위론(是爲論) : 1㎜만큼의 오차(실수)가 천 리만큼의 잘못을 초래한다. 학자는 정밀하게 분별해야 한다.

☯ [11] ☯
십삼세행공심해(十三勢行功心解)

(1) 이심행기(以心行氣), 무령침착(務令沈着) 내능수렴입골(乃能收斂入骨) : 마음으로써 기를 운행하고 침착하게 힘써야만 기(氣)가 뼛속까지 스며들어 골수가 차게 된다.

(2) 이기운신(以氣運身) 무령순수(務令順遂) 내능편리종심(乃能便利從心) : 기를 운용함에 있어 편안하게 힘써야만 이내 편리하게 마음먹은 대로 할 수 있다.

(3) 정신능제득기(精神能提得起) 즉무지중지우(則無遲重之虞) 소위정두현야(所謂頂頭懸也) : 정신을 집중해서 이끌어 행해야만 더디거나 무거울 염려 없이 사용할 수 있으며 이른바 머리를 바르게 세워 척추가 열려 있는 상태여야 한다.

(4) 의기수환득령(意氣須換得靈) 내유원활지취(乃有圓活之趣) 소위변동허실야(所謂變動虛實也) : 모름지기 의식이 기로 바뀌어야만 영기를 얻을 수 있으며, 변전 허실이 잘 이루어져야 온전히 원활해질 수 있다.

(5) 발경수침착송정(發勁須沈着鬆淨) 전주일방(專主一方) : 발경은 반드시 침착하고 부드럽고 맑아야만 하고 하나에 집중해야 한다.

(6) 입신수중정안서(立身須中正安舒) 지탱팔면(支撑八面) : 몸을 바로 세우고 척추와 척추, 관절과 관절이 열려야 하며 팔면이 지탱되어야 한다. 팔면은 지탱할 수 있는 공력과 화경의 두 가지 측면을 생각해야 한다. 그리고 뿌리가 아주 견고한 상태를 말한다.

(7) 행기여구곡주무왕분리(行氣如九曲珠) 무왕불리(無往不利) : 기를 운행함에 있어서 구곡주(아홉 구비로 구멍 뚫는 구슬) 척추 마디마디, 관절 마디마디가 잘 흐르도록 하며 가는 곳마다 순조롭지 않은 것이 없다. 전신에 기가 잘 흘러가 막힌 곳이 없어야 한다.

(8) 운경여백련강(運勁如百煉鋼) 하견불치(何堅不摧) : 경을 운용하는 것은 강한 철을 달구고 정련(精鍊)하는 것처럼 단련하며, 아무리 견고해도 능히 다 부술 수 있다. 백련강이란 달구고 두드려서 만든 강한 쇠이다.

(9) 형여박토지골(形如搏兎之鶻) 신여포서지묘(神如捕鼠之猫) : 형상은 토끼를 잡는 매와 같고, 쥐를 잡는 고양이처럼 정신을 집중한다.

(10) 정여산악(靜如山岳) 동여강하(動如江河) : 산악과 같이 고요하고, 움직임은 큰 강물과 같이 한다.

(11) 축경여개궁(蓄勁如開弓), 발경여방전(發勁如放箭) : 축경은 활시위가 당겨진 것 같고, 발경은 활을 쏘는 것 같다.

(12) 곡중구직(曲中求直), 축이후발(蓄而後發) : 굽은 중에서 반듯한 것을 구하고, 축경을 한 후에 발경한다.

(13) 력유척발(力由脊發), 보수신환(步隨身換) : 함흉(등골)으로부터 힘을 발산하고, 보를 따라 몸을 바꾼다.

(14) 수즉시방(收卽是放), 방즉시수(放卽是收), 단이복련(斷而復連) : 거두어들이는 것은 곧 발산하는 것이고(음 중에 양을 포함한다), 발산하는 것은 곧 거두어들이는 것이며(양 중에 음을 포함한다), 끊어지지만 다시 이어진다.

(15) 왕복수유접첩(往復須有摺疊), 진퇴수유전환(進退須有轉換) : 왕복은 접첩(갔다 돌아오는 것은 접었다, 펼쳤다 해야 한다. 이는 전사를 이용한 절첩 추수와 같다), 진퇴에 있어서는 반드시 전환되어야 한다.

(16) 극유연(極柔軟) 연후극견경(然後極堅硬) : 지극히 부드러운 연후에 지극히 강해진다. 즉, 태극권에서 송(鬆)된 후에 비로소 강해질 수 있다.

(17) 능호흡(能呼吸), 연후능영활(然後能靈活) : 호흡이 좋아져야 비로소 빠르게 움직일 수 있다(호흡이 원활하지 못하면 숨이 차서 자유

롭게 움직일 수 없다).

(18) 기이직양이무해(氣以直養而無害), 경이곡축이유여(勁以曲蓄而有
餘) : 기로써 배양하며, 경은 굽히고 저장하여야 여유가 있다.

(19) 심위령(心爲令) 기위기(氣爲旗) 요위독(腰爲纛) : 마음으로 명령을
삼고, 기를 군대로 삼으며, 허리를 큰 깃발로 삼는다.

(20) 선구개전(先求開展) 후구긴주(後求緊湊) 내가진어진밀의(乃可臻於
縝密矣) : 먼저 동작을 크게 열고 펼치며 수련하고, 후에 동작
을 적게 수련하여야 마침내 정밀함에 도달하게 된다.

(21) 우왈(又曰) 피부동(皮不動) 기부동(己不動) 피미동(皮微動) 기선
동(己先動) : 또 말하길 상대방이 움직이지 않으면 나도 움직이
지 않고, 상대방의 미세하고 적은 움직임에도 내가 먼저 움직
인다.

(22) 경사송비송장 전미전(勁似鬆非鬆 將展未展), 경단의불단(勁斷意
不斷) : 경은 이완된 듯하지만 아닌 것 같기도 하며, 막 펼쳐진
듯하지만 아직 펼쳐지지 않고, 경은 끊어진 듯하지만 의식은
끊어지지 않는다.

(23) 우왈(又曰) 선재심(先在心) 후재신(後在身) 복송기감침입골(腹鬆
氣歛沈立骨) 신서체정(神舒體靜) 각각재심(刻刻在心) : 또 말하길,
먼저 마음을 세운 뒤에 몸을 세울 수 있고, 배를 이완해야 기

가 가라앉아 뼈로 스며들어 가며, 마음을 편안히 하고 몸은 고요하게 해야 하며, 항상 마음에 있어야 한다.

(24) 절기일동무유부동(切記一動無有不動), 일정무유불정(一靜無有不靜) : 한 곳이 움직이면 움직이지 않는 곳이 없고, 한 곳이 정지하면 정지하지 않는 곳이 없다.

(25) 견동주왕래기첩배(牽動往來氣貼背), 이렴입척골(而斂入脊骨) : 기가 왕복하여 움직이는 것을 등에 붙여 이끌어주고, 등골뼈로 거두어들인다.

(26) 내고정신(內固精神), 외시안일(外示安逸) : 안으로는 정신을 깊게 하고, 밖으로 보이는 것은 편안하게 보여야 한다.

(27) 매보여묘행(邁步如猫行), 운경여추사(運勁如抽絲) : 걸음걸이는 고양이가 걷듯 하고, 경을 운영하는 것은 누에고치에서 실을 뽑듯이 한다.

(28) 전신의재정신(全身意在精神), 부재기(不在氣) 재기칙체(在氣則滯) : 전신의 의식이 정신에 있어야지, 기에 있으면 기가 막히게 된다.

(29) 유기칙무력(有氣則無力), 무기칙순강(無氣則純剛) : 기가 있어야 하나 힘을 사용하지 않아야 하며 기가 없으면 강철처럼 단련할 수 없다.

(30) 기여차륜(氣如車輪), 요여차축(腰如車軸) : 기는 수레의 바퀴와
같고 허리는 바퀴의 축과 같다.

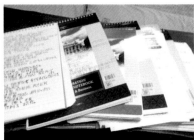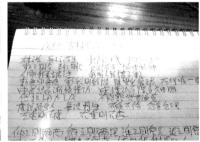

왕종학 태극권론 1,000번 필사

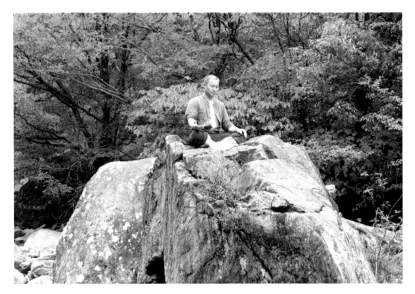

자연과 함께 하나가

인중무태극권 이야기

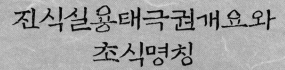

3장

진식실용태극권개요와
초식명칭

☯ [1] ☯
진식실용태극권에 대하여

1. 진식실용태극권개술

　진식태극권은 예로부터 전해온 권법이다. 명 홍무 7년, 하남성 온현에서 진씨 일족이 창안했는데, 후에 그 일족이 모여서 진가구를 이루었다. 진식태극권은 진씨 선조들이 오래 전에 음양상대의 천리를 기반으로 하여 만들어 대대로 전해왔고, 사람들이 이를 진식태극권이라 이름지었다. 진식실용권법은 17대 진발과노사의 제자 홍균생노사로부터 전해져 내려온 것이다. 홍노사는 1930년부터 1944년까지 15년간 북경에서 진발과노사로부터 이 권법을 배웠다. 진노사와 홍노사의 관계는 부자지간과 다름없었고 동향이었다. 1944년 홍균생노사는 산동성 제남시로 이사를 했는데, 이 권법을 산동성 주변의 각 성들에 전파를 했고, 실전과 투로를 겸용할 수 있게 가르쳤다.

　1956년 홍균생노사는 다시 북경에 가서 진발과노사로부터 8개월간 교정을 받았다. 진발과노사는 권법을 교정하는 것뿐만 아니라 연공하는 방법도 전수해주었다. 이 경험으로 홍균생노사는 권법의 본질을 한층 더 높이 이해하게 되었다. 동시에 진발과노사로부터 실전 중에 사용할 수 있는 붕리제안, 채열주고 등을 정확하게 이해하여 진식태극실용권법을 저술하였고, 홍균생노사가 전수하는 투로를 만들었다. 이 권법은 진발과노사에게 검증받고 허락받은 후 홍균생노사가 전수한 것으로, 그 원류는 진발과노사의 진식태극권이라 할 수 있다. 각각의 동작과 자세가 개진된 부분이 있긴 하지만, 대부분의 동작은 진발과노사가 실전 중에 사용하였던 동작과 구투로에서 누락된 동작을 보완하여 만든 것이다. 다시 말하면 진식태극권의 전사 방법을 엄격히 준수하였을 뿐만 아니라 변화의 원리를 더하여 개진하였다. 이러한 개진 방법은 음양상대의 원리에 부합하고 현대의 역학 원리에도 부합한다. 결론적으로 홍균생노사는 진식태극권법을 개진하였을 뿐만 아니라 진식태극권 전사 이론을 개선시켰다.

진식태극권 제16대 진흠노사는 자신의 저서 진식태극권 도설에서 말하기를, **'태극권이란 전사법이다. 이것을 명확히 이해하지 못하면 권법을 명확히 이해하지 못한 것'**이라고 하였다. 홍균생노사의 투로 연습 방법과 이론은 진식태극권법 전사경의 정수를 발전시킨 공헌이 있다.

2. 태극편간

태극편간은 장노사가 1974년에 홍균생노사의 명에 따라 우랑곤 (牛郞棍) 투로를 옮긴 것이다(태극권 원리에 적용). 이 투로의 곤법은 장병기 중 창, 곤, 그리고 단병기 중 검, 도의 장점을 취하여 만든 것이다. 이 곤법은 태극 이론법을 활용하였고, 이 곤법 중 전, 후, 좌, 우, 상, 하 동작은 음양의 두 공력인 합일, 소멸을 담고 있지 않은 것이 없다. 이 투로의 곤법은 원래 투로의 모습을 가지고 있으면서도 품격, 이론, 방법은 음양상대의 줄기를 더하였다. 이것이 현대의 태극편간 투로가 되었다. 이 곤은 길이가 1.05m에서 1.10m 정도 되고 동작은 13개가 있어 13파곤이라고도 불린다.

태극편간은 모두 두 가지 투로가 있다. 전투로는 다섯 가지 부분으로 구성되어 있다. 제1로의 5절 편간은 十字형을 따라 움직인다. 그래서 십자편이라 불리기도 한다. 제2로의 5절 편간은 田字형을 따라 움직인다. 그래서 전자편이라 불리기도 한다. 장련은노사는 1985년 전국 전통 투로 경기에서 전통 병장기 부문 금상을 받았다. 이 두 투로곤법은 공식적으로 태극편간 一路 십자편, 태극편간 二路 전자편이라 불린다. 태극편간의 특징은 음양상대, 상등 동작에 도달하지 않은 것이 없다는 것이다. 위가 양이면 아래가 반드시 음이고 아래가 양이면 위는 반드시 음이다. 왼쪽이 양이면 오른쪽은 음을 떠나지 않고 오른쪽이 양이면 왼쪽은 음을 반드시 수반한다. 전후좌우에서도 마찬가지로 동작은 원활하게 흘러가고 원이 찌그러짐이 없고 끊기는 것이 없다. 그래서 하나의 큰 흐름으로 볼 수도 있고 절로 나누어 연습할 수도 있어서 이해하기 쉽고 배우기에 좋으며, 건강에 좋고 호신용으로도 좋은 투로이다.

3. 진식 태극 실용검법

이 투로는 진식 태극 실용 검법인데, 홍균생노사가 진발과노사의 딸 진예협노사에게 청하여 제남에서 전수받은 것이다. 이 투로의 검법은 원, 활, 탄, 두의 특징이 있으며 그 실용성이 매우 강하다. 그 진식 일족에게 내려오는 음양합일의 원리를 준수하였을 뿐만 아니라 전사, 초일하고 웅취대기를 잃지 않는다. 봉황이 천리를 날고 뇌우가

치는 기세를 지닌다. 장노사는 진예협노사로부터 친히 검법을 전수받아 실용 방법을 결부시켜 사람들에게 보여주었다. 그리고 진식태극권을 사랑하는 친구의 이해를 받아 최종적으로 우수한 무술로 발전시켰다.

☯ [2] ☯
진식실용태극권1로(예비세)

(1) 금강도대(金剛搗碓)

(2) 란찰의(攔擦衣)

(3) 육봉사폐(六封四閉)

(4) 단편(單鞭)

(5) 좌전신금강도대(左轉身金剛搗碓)

(6) 백학량시(白鶴亮翅)

(7) 루슬요보(摟膝拗步)

(8) 초수(初收)

(9) 사행요보(斜行拗步)

(10) 재수(再收)

(11) 전당요보(前蹚拗步)

(12) 엄수굉추(掩手肱捶)

(13) 우전신금강도대(右轉身金剛搗碓)

(14) 십자수(十字手)

(15) 비신추(庇身捶)

(16) 배절고(背折靠)

(17) 하엄수추(下掩手捶)

(18) 쌍추수(雙推手)

(19) 삼환장(三換掌)

(20) 주저추(肘底捶)

(21) 도권굉(倒卷肱)

(22) 백학량시(白鶴亮翅)

(23) 루슬요보(摟膝拗步)

(24) 섬통배(閃通背)

(25) 진보엄수굉추(進步掩手肱捶)

(26) 퇴진보란찰의(退進步攔擦衣)

(27) 육봉사폐(六封四閉)

(28) 단편(單鞭)

(29) 상운수(上雲手)

(30) 고탐마(高探馬)

(31) 우삽각(右揷脚)

(32) 좌삽각(左揷脚)

(33) 좌전신등각(左轉身蹬脚)

(34) 전당요보(前蹚拗步)

(35) 격지추(擊地捶)

(36) 이기각(二起脚)

(37) 호심권(護心拳)

(38) 선풍각(旋風脚)

(39) 우전신등각(右轉身蹬脚)

(40) 엄수굉추(掩手肱捶)

(41) 소금타(小擒打)

(42) 포두추산(抱頭推山)

(43) 삼환장(三換掌)

(44) 단편(單鞭)

(45) 전초(前招)

(46) 후초(後招)

(47) 야마분종(野馬分鬃)

(48) 좌전신육봉사폐(左轉身六封四閉)

(49) 단편(單鞭)

(50) 퇴보쌍진각(退步雙震脚)

(51) 옥녀천사(玉女穿梭)

(52) 란찰의(攔擦衣)

(53) 육봉사폐(六封四閉)

(54) 단편(單鞭)

(55) 중운수(中雲手)

(56) 쌍파련각(雙擺蓮脚)

(57) 질차(跌岔)

(58) 좌금계독립(左金鷄獨立)

(59) 우금계독립(右金鷄獨立)

(60) 도권굉(倒卷肱)

(61) 좌진보제(左進步擠)

(62) 순란주(順攔肘)

(63) 백학량시(白鶴亮翅)

(64) 루슬요보(摟膝拗步)

(65) 섬통배(閃通背)

(66) 진보엄수굉추(進步掩手肱捶)

(67) 진퇴보란찰의(進退步攔擦衣)

(68) 단편(單鞭)

(69) 하운수(下雲手)

(70) 고탐마(高探馬)

(71) 십자파련각(十字擺蓮脚)

(72) 지당추(指襠捶)

(73) 원후헌과(猿猴獻果)

(74) 육봉사폐(六封四閉)

(75) 단편(單鞭)

(76) 천지룡(穿地龍)

(77) 상보기경(上步騎鱣)

(78) 퇴보과호(退步跨虎)

(79) 전신쌍파련각(轉身雙擺蓮脚)

(80) 당문포(當門炮)

(81) 좌전신금강(左轉身金剛搗碓)

☯ [3] ☯
진식실용태극권2로(포추)

(1) 금강도대(金剛搗碓)

(2) 란찰의(攔察衣)

(3) 육봉사폐(六封四閉)

(4) 단편(單鞭)

(5) 반란추(搬攔捶)

(6) 원후헌과(猿猴献果)

(7) 호심권(護心拳)

(8) 연환포(連環炮)

(9) 루슬요보(摟膝拗步)

(10) 우전신고(右轉身靠)

(11) 경란직입(徑攔直入)

(12) 풍소매화(風掃梅花)

(13) 금강도대(金剛搗碓)

(14) 십자수(十字手)

(15) 비신추(庇身捶)

(16) 별신추(撇身捶)

(17) 참수(斬手)

(18) 번화무수(翻花舞袖)

(19) 엄수굉추(掩手肱捶)

(20) 비보요란주(飛步拗攔肘)

(21) 대홍권(大紅拳)

(22) 우전신고탐마(右轉身高探馬)

(23) 소홍권(小紅拳)

(24) 고탐마(高探馬)

(25) 천사(穿梭)

(26) 도기려(倒騎驢)

(27) 섬통배(閃通背)

(28) 약보엄수굉추(躍步掩手肱捶)

(29) 과신편(裹身鞭)

(30) 우전신과신편(右轉身裹身鞭)

(31) 수주식(手肘式)

(32) 벽가자(劈架子)

(33) 번화무수(翻花舞袖)

(34) 엄수굉추(掩手肱捶)

(35) 복호(伏虎)

(36) 말미굉(抹眉肱)

(37) 우단운수(右單云手)

(38) 요보참수(拗步斬手)

(39) 좌단운수(左單云手)

(40) 좌충(左冲)

(41) 하쌍당추(下雙撞捶)

(42) 우충(右冲)

(43) 해저번화(海底翻花)

(44) 엄수굉추(掩手肱捶)

(45) 소당퇴(掃踢腿)

(46) 엄수굉추(掩手肱捶)

(47) 우권포추(右拳炮捶)

(48) 좌권포추(左拳炮捶)

(49) 진보측고(進步側靠)

(50) 엄수굉추(掩手肱捶)

(51) 도삽화(倒揷花)

(52) 죄이굉(左二肱)

(53) 좌변식타장(左變式打樁)

(54) 좌회두당문포(左回頭當門炮)

(55) 우이굉(右二肱)

(56) 우변식타장(右變式打樁)

(57) 우회두당문포(右回頭當門炮)

(58) 별신추(撇身捶)

(59) 요란주(拗攔肘)

(60) 순란주(順攔肘)

(61) 와저포(窩底炮)

(62) 경란직입(徑攔直入)

(63) 풍소매화(風掃梅花)

(64) 금강도대(金剛搗碓)

☯ [4] ☯
진식실용태극권편간1로(십자편)

1. 제1절

(1) 봉황삼점두(鳳凰三點頭)

(2) 야마당장(野馬撞墻)

(3) 괘아(掛兒)

(4) 사자장취(獅子張嘴)

(5) 백웅번신(白熊翻身)

(6) 마상헌과(馬上獻果)

(7) 력벽화산(力劈華山)

(8) 사벽남문(斜劈南門)

(9) 번첩완(翻疊腕)

(10) 도편자(倒鞭刺)

(11) 우전신상보확(右轉身上步攉)

(12) 축신호슬(縮身护膝)

(13) 우단경(右斷頸)

(14) 좌단경(左斷頸)

(15) 후소(後掃)

(16) 전타(前剃)

(17) 원후헌과(猿猴獻果)

(18) 후소(後掃)

(19) 반완방실(反腕防失)

(20) 청사심와(靑蛇尋蛙)

(21) 도편자(倒鞭刺)

(22) 상보확(上步擢)

(23) 흑웅영신(黑熊獰身)

(24) 청룡파미(靑龍擺尾)

(25) 탐장방한(探掌防寒)

2. 제2절

(26) 좌탁천가(左托天架)

(27) 우단경(右斷頸)

(28) 구편개정(扣鞭盖頂)

(29) 좌탁천가(左托天架)

(30) 좌단경(左斷頸)

(31) 좌구편개정(左扣鞭盖頂)

(32) 진보노우굴장(进步老牛堀桩)

(33) 진보벽천(進步劈天)

(34) 퇴보노우굴장(退步老牛掘桩)

(35) 흑웅곤파(黑熊袞坡)

(36) 웅계구식(雄鷄扣食)

(37) 도편자(倒鞭刺)

(38) 상보확(上步攦)

(39) 직녀반량(織女盼郎)

(40) 오아탑교(烏鴉搭橋)

(41) 독립구편(獨立扣鞭)

(42) 행자반봉(行者盤棒)

(43) 활보찬사(活步鑽梭)

(44) 용보도주(龍步挑珠)

(45) 상보확(上步攦)

(46) 투보자(偸步刺)

(47) 회신격란(回身格攔)

(48) 도편투보자(倒鞭偸步刺)

(49) 우금계살방(右錦鷄撒膀)

(50) 우탁천가(右托天架)

(51) 우단경(右斷頸)

(52) 투보자(偸步刺)

(53) 좌금계살방(左錦鷄撒膀)

(54) 좌탁천가(左托天架)

(55) 좌단경(左斷頸)

(56) 소천사(小穿梭)

3. 제3절

(57) 상보확(上步攦)

(58) 상보획미(上步劃眉)

(59) 퇴보개정(退步蓋頂)

(60) 배검(背劍)

(61) 사추와도(蛇追蛙跳)

(62) 사자곤구(獅子滾球)

(63) 쌍기두(雙起頭)

(64) 척주(踢珠)

(65) 자후(刺喉)

(66) 벽관(劈關)

(67) 옥려진향(玉女进香)

(68) 도편자(倒鞭刺)

(69) 좌사행격란(左斜行格攔)

(70) 우사행격란(右斜行格攔)

(71) 활보단경(活步斷頸)

(72) 회신료주(回身撩珠)

(73) 우금계살방(右錦鷄撒膀)

(74) 십점(十点)

(75) 배후송도(背后送桃)

(76) 우벽천(右劈天)

(77) 회벽압정(回劈壓頂)

(78) 간안수편(赶雁收鞭)

(79) 좌전신확(左轉身攉)

(80) 우전신확(右轉身攉)

(81) 마상헌과(馬上獻果)

(82) 각사반안(角蛇盼雁)

(83) 청사박와(靑蛇扑蛙)

(84) 우전신격란(右轉身格攔)

(85) 행자헐봉(行者歇棒)

(86) 번첩완(翻疊腕)

(87) 진보료연(進步撩嚥)

(88) 반격단경(反击斷頸)

(89) 축신료주(縮身撩珠)

(90) 오보쌍구편(傲步雙扣鞭)

(91) 독편쌍행(獨鞭雙行)

4. 제4절

(92) 도자검(刀刺劍)

(93) 상보화미(上步划眉)

(94) 퇴보개정(退步盖頂)

(95) 장검(藏劍)

(96) 우대붕전시(右大鵬展翅)

(97) 편복락지(蝙蝠落地)

(98) 좌대붕전시(左鵬大展翅)

(99) 단편직입(單鞭直入)

(100) 행자심사(行者尋師)

(101) 백사태두(白蛇抬頭)

(102) 백사첩심(白蛇钻心)

(103) 발초진편(拔草進鞭)

(104) 좌고(左顧)

(105) 백사대두(白蛇抬頭)

(106) 호구탈편(虎口奪鞭)

(107) 퇴보호천(退步护天)

(108) 정보화미(定步划眉)

(109) 정보개정(定步盖頂)

(110) 도편자(倒鞭刺)

(111) 상보획미(上步划眉)

(112) 퇴보개정(退步盖頂)

(113) 제편격란(提鞭格攔)

(114) 백사찬심(白蛇钻心)

(115) 발초진편(扳草進鞭)

(116) 우반(右盼)

(117) 청사복와(靑蛇扑蛙)

(118) 회마장(回馬槍)

(119) 철보구편(撤步扣鞭)

(120) 회신구편(回身扣鞭)

(121) 진보인연(進步撩咽)

(122) 반격단경(反击斷頸)

(123) 사벽관(斜劈嘆)

(124) 조천일주향(朝天一柱香)

(125) 독립배편(獨立背鞭)

(126) 교빙개하(撹冰開河)

(127) 시로(試路)

(128) 력벽화산(力劈华山)

(129) 풍급사첩(风急蛇钻)

(130) 하최완(下摧腕)

(131) 송도상문(送挑上門)

(132) 수시공심(收矢攻心)

(133) 이기편(二起鞭)

(134) 벽산구모(劈山救母)

(135) 등산첨안(蹬山瞻雁)

5. 제5절

(136) 칠구편(七扣鞭)

(137) 후전신삼구편(后轉身三扣鞭)

(138) 좌전신삼수편(左轉身三扣鞭)

(139) 후소(后掃)

(140) 전타(前剁)

(141) 도편료연(倒鞭撩咽)

(142) 요보칠구편(拗步七扣鞭)

(143) 우전신도(右轉身挑)

(144) 후벽(后劈)

(145) 풍권하화(風卷荷花)

(146) 납마귀조(拉馬歸槽)

(147) 수세(收勢)

☯ [5] ☯
진식실용태극권편간2로(전자편)

1. 제1절

(1) 기세(起勢)

(2) 봉황삼점두(鳳凰三点頭)

(3) 원후적과(猿猴摘瓜)

(4) 괴비삽침(拐臂揷針)

(5) 우전신확(右轉身擢)

(6) 점보자(点步刺)

(7) 직녀반랑(织女盼郎)

(8) 오아탑교(烏鴉搭橋桥)

(9) 천하번랑(天河翻浪)

(10) 순수추주(順水推舟)

(11) 맹호도간(猛虎跳澗)

(12) 성동격서(聲東擊西)

(13) 회마창(回馬槍)

(14) 류하반월(柳下盼月)

(15) 우벽천(右劈天)

(16) 대망번신(大蟒翻身)

(17) 8자편(8字鞭)

2. 제2절

(18) 제슬격란(提膝格攔)

(19) 금사전신(金蛇纏身)

(20) 청사복와(靑蛇扑哇)

(21) 좌탁천가(左托天架)

(22) 단경료주(斷頸撩珠)

(23) 도편자(倒鞭刺)

(24) 진보료주(進步撩珠)

(25) 도편자(倒鞭刺)

(26) 간해추산(赶海推山)

(27) 납마헌상(拉馬獻象)

(28) 병보개정(幷步盖頂)

(29) 원후헌과(猿猴獻果)

(30) 황랑반추(黃狼攀秋)

(31) 쌍기련환편쌍(双起连环雙)

(32) 행자배수(行者拜寿)

(33) 백사전요(白蛇纏腰)

(34) 배후토균(背后吐菌)

(35) 병보잡정(幷步砸頂)

(36) 해저순침(海底巡針)

(37) 휴교등주(携교蹬舟)

(38) 우탁천가(右托天架)

(39) 축신격란(縮身格攔)

(40) 답사탈험(踏蛇脫險)

(41) 간호하간(赶虎下澗)

(42) 류하반월(柳下盼月)

3. 제3절

(43) 괘이착시(挂耳戳腮)

(44) 행자시례(行者施礼)

(45) 백사태두(白蛇抬頭)

(46) 호구탈편(虎口夺鞭)

(47) 이기편(二起鞭)

(48) 후소(后掃)

(49) 선녀무검(仙女舞劍)

(50) 료도입초(撩刀入鞘)

(51) 백학량시(白鶴亮翅)

(52) 마상개궁(馬上開弓)

(53) 기마방시(騎馬放矢)

(54) 수시공심(收矢攻心)

(55) 이기편(二起鞭)

(56) 후소(后掃)

(57) 도척금종(倒踢金鐘)

(58) 행자솔봉(行者甩棒)

(59) 요자번신(鷂子翻身)

(60) 원후반도(猿猴盼挑)

4. 제4절

(61) 금계살방(金鷄撒膀)

(62) 후급도장(猴急跳墻)

(63) 연환창(連環槍)

(64) 맹호포식(猛虎捕食)

(65) 연환창(連環槍)

(66) 회신창(回身槍)

(67) 탁천발(托天扳)

(68) 한지취사(旱地取砂)

(69) 묵어분장(墨魚噴漿)

(70) 교무취주(攪霧取珠)

(71) 구편독립(扣鞭獨立)

(72) 풍소매화(風掃梅花)

(73) 투보자(偸步刺)

(74) 우벽천(右劈天)

(75) 추풍소협(秋風掃叶)

(76) 첨망전정(瞻望前程)

5. 제5절

(77) 순보칠구편(順步七扣鞭)

(78) 퇴보사호슬(退步四护膝)

(79) 어공합망(魚公蛤網)

(80) 사번화(四翻花)

(81) 퇴보칠호천(退步七護天)

(82) 풍권하화(風卷荷花)

(83) 독립배궁(獨立背弓)

(84) 백사전요(白蛇纏腰)

(85) 주저장화(肘底藏花)

(86) 역벽화산(力劈华山)

(87) 풍급사첩(찬)(風急蛇钻)

(88) 할후(割喉)

(89) 흑웅탐장(黑熊探掌)

(90) 흑웅번배(黑熊翻背)

(91) 쌍파련(雙擺蓮)

(92) 정하탐월(井下探月)

(93) 답초량(경)사(踏草惊蛇)

(94) 발초진편(拨草進鞭)

(95) 요자첩천(鷂子钻天)

(96) 오룡교주(五龙絞柱)

(97) 원후반도(猿猴盼桃)

(98) 타호(打虎)

(99) 섬호(閃虎)

(100) 간호하간(赶虎下澗)

(101) 도할차(挑滑車)

(102) 소당퇴(掃蹚腿)

(103) 탁천(托天)

(104) 개지(盖地)

(105) 진동소(進童笑)

(106) 납마귀조(拉馬歸槽)

(107) 수세(收勢)

☯ [6] ☯
진식실용태극검

1. 제1절

(1) 예비식(預備式)

(2) 단봉조양(丹鳳朝陽)

(3) 선인지로(仙人指路)

(4) 주저장화(肘低藏花)

(5) 괴성식(魁星式)

(6) 나타탐해(哪咤探海)

(7) 회신평자(回身平刺)

(8) 좌호슬(左護膝)

(9) 우호슬(右護膝)

(10) 폐문식(閉門式)

2. 제2절

(11) 청룡출수(靑龍出水)

(12) 번신벽검(翻身劈劍)

(13) 회신약보평자(回身躍步平刺)

(14) 사비식(斜飛式)

(15) 봉전시(鳳展翅)

(16) 봉점두(鳳点頭)

(17) 발초심사(拔草尋蛇)

(18) 금계독립(金鷄獨立)

(19) 탐해식(探海式)

(20) 개란식(盖攔式)

3. 제3절

(21) 고수반근(枯樹盤根)

(22) 아호박식(餓虎搏食)

(23) 좌차륜검(左車輪劍)

(24) 우차륜검(右車輪劍)

(25) 도권굉(倒卷肱)

(26) 야마도간(野馬跳澗)

(27) 궁보점검(弓步点劍)

(28) 전신백사토신(轉身白蛇吐信)

(29) 좌벽검(左劈劍)

(30) 우벽검(右劈劍)

4. 제4절

(31) 허보량검(虛步亮劍)

(32) 궁보사하자(弓步斜下刺)

(33) 흑웅번배(黑熊翻背)

(34) 연자탁니(燕子啄泥)

(35) 회신벽검(回身劈劍)

(36) 응웅두지(鷹熊斗智)

(37) 연자탁니(燕子啄泥)

(38) 령묘박서(靈錨搏鼠)

(39) 금계두령(金鷄抖翎)

(40) 해저로월(海底撈月)

5. 제5절

(41) 나타탐해(哪吒探海)

(42) 서우망월(犀牛望月)

(43) 경풍언초(勁風偃草)

(44) 사비식(斜飛式)

(45) 좌탁천근(左托千斤)

(46) 우탁천근(右托千斤)

(47) 좌절완(左截腕)

(48) 우절완(右截腕)

(49) 횡소천군(橫掃千軍)

(50) 금침도괘(金針倒挂)

6. 제6절

(51) 퇴보점검(退步点劍)

(52) 백원헌과(白猿獻果)

(53) 낙화식(落花式)

(54) 궁보사상자(弓步斜上刺)

(55) 궁보사하자(弓步斜下刺)

(56) 사비식(斜飛式)

(57) 탐신자검(探身刺劍)

(58) 요자번신(鷂子翻身)

(59) 황룡입동(黃龍入洞)

(60) 마반식(磨槃式)

(61) 금침지남(金針指南)

(62) 수세(收勢)

☯ [7] ☯
진식실용태극도

1. 제1절

   (1) 단도기세(單刀起勢)

   (2) 진보벽천(進步劈天)

   (3) 호심도(護心刀)

   (4) 청룡출수(靑龍出水)

   (5) 풍소잔화(風掃殘花)

   (6) 백운개정(白云蓋頂)

   (7) 흑호수산(黑虎搜山)

   (8) 풍소잔화(風掃殘花)

   (9) 배도(背刀)

   (10) 발운망월(撥云望月)

2. 제2절

   (11) 영풍곤폐(迎風滾閉)

   (12) 요참백사(腰斬白蛇)

(13) 풍소잔화(風掃殘花)

(14) 일투삼환(日套三环)

(15) 진보벽천(進步劈天)

(16) 호심도(護心刀)

(17) 좌발초심사(左撥草心蛇)

(18) 우발초심사(右撥草心蛇)

(19) 백사토신(白蛇吐信)

(20) 풍소잔화(風掃殘花)

3. 제3절

(21) 혼도참사(揮刀斬蛇)

(22) 진보벽천(進步劈天)

(23) 호심도(護心刀)

(24) 사추와도(蛇追蛙跳)

(25) 요도입초(撩刀入草)

(26) 괴망번신(怪蟒翻身)

(27) 청룡출수(靑龍出水)

(28) 웅응착토(雄鷹捉兎)

(29) 기마방시(騎馬放矢)

(30) 봉황전시(鳳凰展翅)

4. 제4절

(31) 탐해취보(探海取寶)

(32) 청룡교미(靑龍絞尾)

(33) 번신벽천(翻身劈天)

(34) 호심도(護心刀)

(35) 청룡출수(靑龍出水)

(36) 대봉전시(大鵬展翅)

(37) 편복락지(蝙蝠落地)

(38) 비시공심(飛矢攻心)

(39) 사벽남문(斜劈南門)

(40) 청룡교수(靑龍攪水)

5. 제5절

(41) 상보단경(上步斷頸)

(42) 흑호도심(黑虎掏心)

(43) 옥녀진향(玉女進香)

(44) 좌사행격란(左斜行格攔)

(45) 우사행격란(右斜行格攔)

(46) 순수퇴주(順水推舟)

(47) 진보벽천(進步劈天)

(48) 안별금시(雁別金翅)

(49) 야차탐해(夜叉探海)

(50) 좌번신감(左翻身砍)

6. 제6절

(51) 좌번신감(左翻身砍)

(52) 백사토신(白蛇吐信)

(53) 타도패세(拖刀敗勢)

(54) 반격단경(反擊斷頸)

(55) 회중포월(怀中抱月)

(56) 단도수세(斷刀收勢)

☯ [8] ☯
진식실용태극권 전승도(韓國)

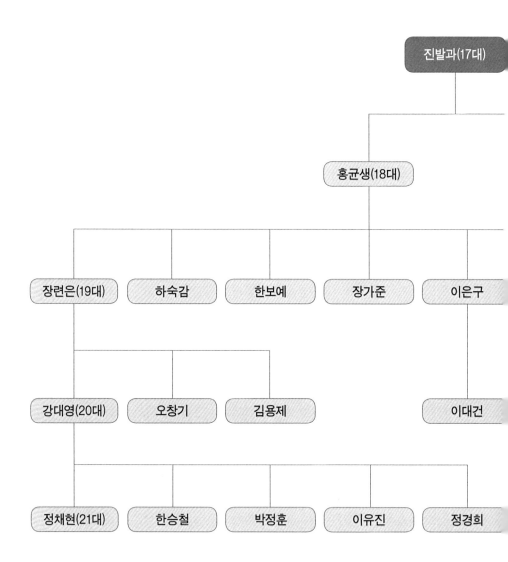

진발과(17대)

홍균생(18대)

장련은(19대) 하숙감 한보예 장가준 이은구

강대영(20대) 오창기 김용제 이대건

정채현(21대) 한승철 박정훈 이유진 정경희

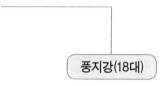

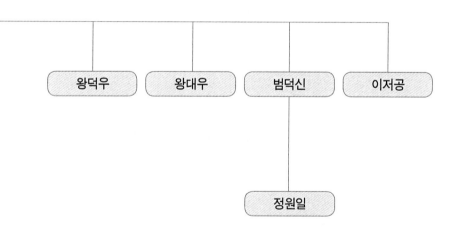

| 참고문헌 |

○ 陳氏太極拳實用拳法, 張聯恩著

○ 陳式太極拳實用拳法, 洪均生著

○ 洪均生陳式太極拳全書, 洪均生著, 李恩久編

○ 陳式心意混元太極拳, 馮志强著

○ 陳氏太極拳圖說, 陳鑫著

○ 中國陳家勾 陳氏太極拳拳術, 陳正雷著

○ 陽健侯秘傳 陽式太極拳術述真 魏樹人

○ 陽式太極拳傳統套路 黃氏敎學法, 黃明山編著

○ 陽式太極拳敎練法 傅鍾文 傅聲元, 傅淸泉編著

○ 太極拳譜, (靑)王宗岳 等著

○ 王宗岳太極拳經, 唐豪編著, 山西出版集团

○ 太極拳健身與技擊, 王培生著

○ 陳式太極拳技格法, 馬虹著

○ 世傳陳式太極拳, 陳小旺編著

○ Chen Style Taijiquan Practical Method Volume One, Hong Junsheng

○ The Harvard Medical School Guide to Tai Chi, Dr. Peter Wayne

○ 참장공 하나로 평생 건강을 지킨다, 정민영

○ 태극권, 박재홍

○ 진씨태극권 권론과 기초공, 진정뢰

○ 태극권경, 이찬편

○ 황제내경과 생명과학, 남회근

○ 정좌수도강의, 남회근

○ 약사경강의, 남회근

○ 역경잡설, 남회근

○ 다시 읽는 황제소문경, 최창록

○ 황제내경, 황제

○ 황제내경과 소문편, 주춘제

○ 체온 1도가 내 몸을 살린다, 사이토마사시

○ 윤홍식의 용호비결 북창정렴, 윤홍식

○ 최신경혈학, 이병국

○ 이 순간의 나, 에크하르트 톨레

(1) 태극권은 척추와 관절을 건강하게 하는 운동이다.

(2) 척추와 관절을 바르게 하는 운동이다.

(3) 태극권은 자연치유력을 높여주는 운동이다.

(4) 모든 관절을 이완시켜주는 운동이다.

(5) 근육과 인대를 강화해주는 운동이다.

(6) 오장육부를 건강하게 해주는 운동이다.

(7) 기(氣)운행을 통하여 신경계를 좋아지게 하는 운동이다.

(8) 인체를 물리학적으로 잘 활용할 수 있는 최고 무술이다.

(9) 40, 50대 이후 얇아진 허벅지 근육(대퇴)을 키워주는 운동이다.

(10) 미국 의사협회 대체의학 2급 운동이다.

(11) 몸을 통하여 마음을 갖추고 안과 밖을 조화롭게 하는 운동이다.

(12) 질병이란 어떤 방법으로 치료하건 운동을 빠뜨리면 증세 호전을
    기대할 수 없다.

(13) 태극권 수련을 통하여 정(精), 기(氣), 신(神)의 명약을 만들 수 있다.

〈인중무태극권 김영현 도반 태극권 수련에 따른 척추의 변화〉

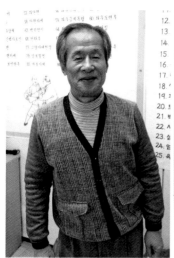

태극권 수련 전

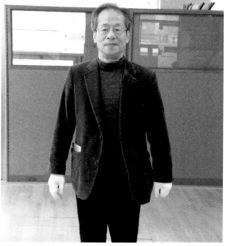

태극권 수련 후